看護教員ハンドブック

第2版

● 編集

古橋 洋子 前・青森中央学院大学看護学部　基礎看護学・教授

● 執筆（執筆順）

髙橋 佳子 弘前大学 COI 研究推進機構・URA ／講師

秋庭 由佳 青森中央学院大学看護学部　基礎看護学・教授

松島 正起 青森中央学院大学看護学部　基礎看護学・講師

玉熊 和子 青森中央学院大学看護学部　母性看護学・教授

古橋 洋子 前・青森中央学院大学看護学部　基礎看護学・教授

医学書院

JN050548

看護教員ハンドブック

発　行　2013年10月15日　第1版第1刷
　　　　2016年　7月　1日　第1版第3刷
　　　　2020年　9月15日　第2版第1刷©
編　集　古橋洋子
　　　　　ふるはしようこ
発行者　株式会社　医学書院
　　　　代表取締役　金原　俊
　　　　〒113-8719　東京都文京区本郷1-28-23
　　　　電話　03-3817-5600(社内案内)
印刷・製本　双文社印刷

ISBN978-4-260-04304-5

第2版のまえがき

　人工知能(AI)やビッグデータと呼ばれる革新的な技術が社会構造そのものを変える時代を迎えることから，初等教育の学習指導要領が大きく変わった．プログラミングや英語教育が必須となり，順次中学・高校とカリキュラムが変化し，その教育を受けた発想豊かな学生が入学してくる時代がすぐそこまで来ている．看護師を目指す学生が，我々がこれまで経験したことがなく予想もつかないほど多様化した教育を受けて入学してくる時代を迎える．

　一方，近年の看護教育は，医療の高度化に伴い社会の情勢に合わせて複雑に発展し，看護師に求められる能力や技術・技能が多岐にわたって発展してきている．それに合わせ総合大学の3校に1校が看護学部を新設し，看護教員の需要が増加し教員の質充実が必須の課題として指摘されている．

　そのため，看護教員に求められる基本をしっかり自覚し学生指導にあたる必要がある．その基本をこのハンドブックを活用して学習し，現実の教育に生かしながら，時代の先を見据えて取り組んで欲しい．

　看護教員になるために，厚生労働省管轄の看護専門学校(専修学校)では都道府県で行われている専任教員養成課程講習会を受講することが条件になっている．また，文部科学省管轄の短期大学・大学では学士課程を卒業後，修士・博士を取得し，研究業績を積んだうえで，各大学の公募で就職することが多い．その後は，所属大学で教育全般についてオリエンテーションを受けた後，配属先の教授が指導を行うこととなる．勤務先が専門学校であるか，大学であるかによって，新任時期の教員教育には差異があるのが現状である．

　本書は，教員業務の流れに沿って各章を構成し，特に新任教員が知っておきたい基本的な知識を整理している．手軽に持ち運べ，いつでもさっと調べられることを意識し作成したため，簡潔な記載にとどめている．より深く学びたい方に向けて，それぞれの記述の根拠となる法令や指針，理論を多く掲載するように努めた．また，適宜コラムを配置し，各章に関連した事項についても押さえられるようにした．

　どのような要件・背景であったとしても，新任教員は入職後すぐに一人前

の教員としての実践が求められる．本書をおおいに活用し，日々の業務につなげていただけることを期待している．この本の作成にあたって，医学書院看護出版部の村津遼さん・近江友香さん・北原拓也さんには大変お世話になった．ここに感謝の意を記したい．

2020年8月

古橋洋子

本書の構成

本書は，教員の業務に沿って基礎的な内容が確認できるように構成されている．

第1章 教員の組織と役割

第1章では，大学・専修学校における教員組織や各教員の役割を，最新の法令などを反映して解説している．

第2章 カリキュラムから授業の実施まで

第2章では，カリキュラムの枠組み，授業計画の立案，授業や評価の方法について解説している．

第3章 看護学実習を指導するための基礎知識

第3章では，臨地実習を行うための週案・日案の作成や，実習施設との打ち合わせ事項，指導の際の留意点など，より実践的で具体的な内容を解説している．

第4章 看護教員にとっての研究

第4章では，看護教員が行う研究について，方法を解説するとともに，学生への指導，倫理的配慮についても触れている．今版では，利益相反（COI）やケース・レポートの作成について加筆した．

第5章 授業に使えるコミュニケーションの技法

第5章では，学生指導時のみならず実習施設との交渉にも役立つコミュニケーションの技法のほか，看護教員として必要なビジネスマナーについて解説している．パワーハラスメントについても触れている．

巻末資料

巻末資料には，各章の内容を補足する形で，看護関係の法令や指針，倫理綱領などを掲載している．

目次

第❶章　教員の組織と役割

第❷章　カリキュラムから授業の実施まで

第❸章　看護学実習を指導するための基礎知識
（松島正起）**37**

第❹章　看護教員にとっての研究

第❺章　授業に使えるコミュニケーションの技法
（古橋洋子）　82

巻末資料　109

第1章

教員の組織と役割

1. 教員の組織と役割

　看護教育(看護師養成)は，文部科学大臣指定(認定)と厚生労働大臣指定による施設で行われており，日本では2019(令和元)年5月現在で，文部科学大臣指定が382施設，厚生労働大臣指定が681施設である．文部科学大臣指定施設のほとんどは大学であり(272校)，ほかに短期大学，高等学校専攻科，高等学校5年一貫制と一部の専修学校が含まれる．看護師養成に係るほとんどの専修学校は，厚生労働大臣指定施設である．

　以上のように設置主体や学校の種類が異なっても，看護師国家試験受験資格〔「保健師助産師看護師学校養成所指定規則」(文部科学省・厚生労働省令)が定める指定基準(表2-1参照，p15)に示される単位を修得すること〕は，同一である．社会の変化により看護師に求められる能力が高まるなか，専修学校では3年間で「保健師助産師看護師学校養成所指定規則」に則った教育をするための工夫が，大学では加えて，各大学の教育理念をふまえて学士としての能力を涵養するための教育内容が求められている．

　看護系大学や専修学校における教員の組織と役割について理解するために必要な法律および文書には，次のようなものがある．

- 「学校教育法」
- 「大学設置基準」
- 「専修学校設置基準」
- 「保健師助産師看護師学校養成所指定規則」
- 「看護師等養成所の運営に関する指導ガイドライン」

2. 大学における教員組織と役割

❶ 大学の目的

　「学校教育法」第83条において，大学は「学術の中心として，広く知識を授けるとともに，深く専門の学芸を教授研究し，知的，道徳的及び応用的能力を展開させること」を目的としており，「その目的を実現するための教育研究を行い，その成果を広く社会に提供することにより，社会の発展に寄与するもの」と定められている．

❷ 教員組織と役割

　図1-1に大学における教員組織を示す．

　「学校教育法」第92条では，それぞれの役職を次のように定めている．また，教授，准教授，講師，助教，助手の役割については，「学校教育法」に加えて「大学設置基準」でも規定されている(**表1-1**)．

- 学長：校務をつかさどり，所属職員を統督する
- 副学長：学長を助け，命を受けて校務をつかさどる
- 学部長：学部に関する校務をつかさどる

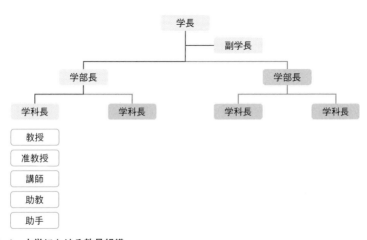

図1-1　大学における教員組織

表 1-1　教員の役割（職位別）

職位	「学校教育法」により定められた役割	「大学設置基準」により定められた役割
教授	学生を教授し，その研究を指導し，または研究に従事する	教育上主要と認められる授業科目（以下「主要授業科目」という），および主要授業科目以外の授業科目について担当する
准教授		
講師		主要授業科目以外の授業科目について担当する
助教		
助手	所属する組織における教育研究の円滑な実施に必要な業務に従事する	演習，実験，実習または実技を伴う授業科目について補助する

（「学校教育法」第 92 条，「大学設置基準」第 7，10 条をもとに筆者作成）

❸ 教員になるための要件

　「大学設置基準」第 4 章に学位・研究業績・教育経歴・専攻分野についての経験などの要件が示されており，大学の教員になるためにはそれらを満たすことが必要である．

　さらに看護系大学の場合，「看護師等養成所の運営に関する指導ガイドライン」の第 5 に定められている保健師・助産師・看護師養成所の専任教員になるための要件も満たす必要がある（表 1-2）．

❹ 教員組織の編制

　各校の目的に沿って，教育研究にかかわる責任の所在が明確になるように教員組織は編制される（「大学設置基準」第 7 条）．

A 従来型

a) 講座制：教育と研究において必要な専攻分野ごとに「講座」を設け，教育研究に必要な教員（教授，准教授，助教）を配置する制度

b) 学科目制：教育のうえで必要な分野ごとに「学科目」を定め，その教育研究に必要な教員を任意におく制度

B 現在

従来型にとらわれずに編制されることが多い．

　いずれにしても，大学教員は学部あるいは学科のなかのさらに編制された組織のなかでの役割を担いながら，それぞれの教員から多くを学ぶ努力が必要であり，お互いに協力し合い，切磋琢磨するとともに，後輩の指導的立場

表1-2　看護系大学教員の要件

	大学設置基準		看護師等養成所の運営に関する指導ガイドライン	
教授	次のいずれかに該当し，かつ，大学における教育を担当するにふさわしい教育上の能力を有すると認められる者	1)博士の学位と研究上の業績を有する者 2)研究上の業績が1)の者に準ずる者 3)専門職学位を有し，当該専門職学位の専攻分野に関する実務上の業績を有する者 4)大学において教授，准教授，専任講師の経歴のある者 5)専攻分野について，特に優れた知識および経験を有する者	次のいずれにも該当する者．ただし，専門職(看護師は保健師・助産師としても可能)として専門領域のうちの一つの業務に3年以上従事し，大学で教育に関する科目を履修し卒業した者，または大学院において教育に関する科目を履修した者は，これにかかわらず専任教員となることができる	1. 保健師養成所 　1)保健師として5年以上業務に従事した者 　2)専任教員として必要な研修を修了した者，または保健師の教育に関し，これと同等以上の学識経験を有すると認められる者
准教授	次のいずれかに該当し，かつ，大学における教育を担当するにふさわしい教育上の能力を有すると認められる者	1)教授の要件のいずれかに該当する者 2)大学において助教またはこれに準ずる職員としての経歴のある者 3)修士の学位または専門職学位を有する者 4)研究所，試験所，調査所などに在職し，研究上の業績を有する者 5)専攻分野について，優れた知識および経験を有する者		2. 助産師養成所 　1)助産師として5年以上業務に従事した者 　2)専任教員として必要な研修を修了した者，または助産師の教育に関し，これと同等以上の学識経験を有すると認められる者
講師	次のいずれかに該当する者	1)教授または准教授の要件のいずれかに該当する者 2)専攻分野について，大学における教育を担当するにふさわしい教育上の能力を有する者		3. 看護師養成所 　1)保健師，助産師または看護師として5年以上業務に従事した者 　2)専任教員として必要な研修を修了した者，または看護師の教育に関し，これと同等以上の学識経験を有すると認められる者
助教	次のいずれかに該当し，かつ，大学における教育を担当するにふさわしい教育上の能力を有すると認められる者	1)教授または准教授の要件のいずれかに該当する者 2)修士の学位または専門職学位を有する者 3)専攻分野について，知識および経験を有する者		
助手	次のいずれかに該当する者	1)学士の学位を有する者 2)助教に準ずる能力を有する者		

（「大学設置基準」第4章，「看護師等養成所の運営に関する指導ガイドライン」第5より筆者作成）

をとることが求められる.

❺ 大学教員の3つの使命

　前述の,大学の目的および「学校教育法」第83条から,大学教員の主な使命は「教育」「研究」「社会貢献」の3つであることがわかる(**図1-2**).

❻ 大学の機能遂行のための組織運営

　大学教員の使命である「教育」「研究」「社会貢献」が円滑に行われるために,学校運営上のさまざまな役割をつかさどる委員会が組織され,職員とともに任務する.

- カリキュラムや教務:カリキュラム委員会,学務委員会,実習委員会
- 学生の受け入れ:入学試験委員会,広報委員会
- 学生のキャリア支援:キャリア支援委員会,就職対策委員会
- 教員の資質の向上:ファカルティ・ディベロップメント(faculty development:FD)委員会,研究推進委員会(FDについては,次頁のコラム参照)
- 学校自体のありかたを評価:自己点検評価委員会
- 社会貢献促進:地域社会活動委員会

　大学運営のために,各組織では定期的に会議が行われる(**図1-3**).

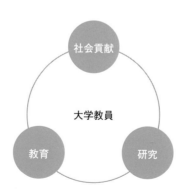

図1-2　大学教員の3つの使命

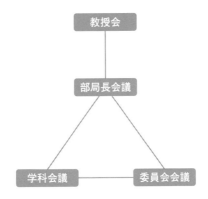

図1-3　組織運営のための会議

❼ 助教の役割と心得

　助教は，**表1-1**に示すように，学生を教授し，研究を指導し，研究に従事する職種であり，将来，准教授，教授へとつながるキャリアパスの第一段階に位置づけられるが，大学によっては助手の役割の一部を担うところもある．大学の実態に合わせた役割を担いながら，教授・准教授の指導のもと，研究・教育の力をつけていくことが望まれる．

COLUMNS ➤　ファカルティ・ディベロップメント（FD）

　教員が授業内容・方法を改善し向上させるための組織的な取り組みの総称である．2008年から，「大学設置基準」により大学での実施が義務づけられた．大学の質の向上のために非常に重要であり，各大学でさまざまな取り組みの工夫がされている．

　たとえば，教員相互の授業参観，授業方法についての研究会，外部講師による講演会，大学外FD関連集会への参加，新任教員・専任教員のための研修会，授業改善のための参考書作成などがある．

　このように，教員はその使命を果たすため，常に自己研鑽を積んでいく努力が必要であり，大学全体での取り組みが求められている．

❽ 助手の役割と心得

　助手の役割は，所属する組織における教育研究の円滑な実施に必要な業務に従事することであり，具体的には演習，実験，実習または実技を伴う授業科目の補助を担うことである．**表1-3**に，助手の業務例を示す．

　助手は，**表1-3**で示したように多様な業務を担うことになる．以下の点を心得ておくとよい．

- 教授・准教授・講師に指示を仰ぎ，報告・連絡・相談をしながら業務を行う
- 上記を基本としながらも，役割を認識し主体性をもって行動する
- 資料作成や講義・演習の補助，委員会活動などを通し，教育方法や学校運営について学ぶ
- 自分の専門分野（教育・研究）の力を伸ばす

表1-3　助手の業務例

```
1. 授業補助業務
　1）講義
　　・授業資料作成の補助，印刷
　　・使用教室の準備
　　・印刷資料配布
　　・講義中の補助（照明，視聴覚教材の操作，出欠確認など）
　　・終了後の片づけ
　2）演習
　　・演習資料作成の補助，印刷
　　・使用教室の準備
　　・物品準備と片づけ
　　・演習中の補助，学生指導
　3）実習
　　・実習資料作成の補助，印刷
　　・実習施設との連絡調整
　　・実習指導
2. 実習室の管理
　1）物品管理：定期点検
　2）物品の発注，医療廃棄物の処理，破損物品の処理：領域の責任者に確認をして発注・処理
　3）実習室の掃除手配（役割分担，清掃指示）
　4）リネンクリーニングの手配
3. 学科会議の参加と議事録作成
4. 委員会業務
5. 学生サポート
　　・担当となったクラスの学生の学業に関する相談
　　・ガイダンス，学年行事の運営
```

- 関連の職能団体での活動や学会活動に従事する
- 臨地実習時は，学生が患者・看護師（臨地実習指導者）から学びを得ることができるよう，学生の学習進度や個性をふまえ，サポート・指導する．必要な場合，自ら患者や看護師とのかかわりのロールモデルを示すことも必要である

3. 専修学校（専門学校）における教員組織と役割

❶ 専修学校の目的

「学校教育法」第124条より，専修学校は「職業若しくは実際生活に必要な能力を育成し，又は教養の向上を図る」ことを目的として設置される．多くの看護学校の名称は「○○専門学校」となっているが，「学校教育法」のなかでは「専修学校」として定義されている．

❷ 教員組織と役割

図1-4に，専修学校における教員組織図を示す．

それぞれの職種の役割は以下のとおりである．

- 校長：学校の代表として，校務を統括し所属職員を監督する
- 副校長：校長を補佐し，校長が職務を遂行できないときはその職務を代理する
- 専任副校長：看護教育の実質的な統括者として業務全般の総合調整を行うとともに，専任教員を指揮・監督する

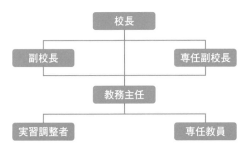

図1-4　専修学校における教員組織

- 教務主任：校長・副校長を補佐し，教務全般に関する校務を整理し，教員の指導にあたる
- 実習調整者：実習場との連絡調整や実習指導者会議の調整など，教務主任の指導のもとに業務，役割を遂行する
- 専任教員：各専門領域の教育課程において教務主任の指導のもとに業務，役割を遂行する

❸ 教員になるための要件

　専修学校の教員になるためには，「専修学校設置基準」第41条に示されている，教育や研究に関する業務経歴・学位・教育経歴・専攻分野についての経験などの要件を満たすことが前提となる．

　さらに，看護系専修学校の場合，「看護師等養成所の運営に関する指導ガイドライン」の第5に定められている保健師・助産師・看護師養成所の専任教員になるための要件も満たす必要がある（**表1-4**）．

　なお，専任教員として必要な研修について，「看護教員に関する講習会の実施要領について」「専任教員養成講習会及び教務主任養成講習会ガイドライン」が厚生労働省より通知されている（巻末資料12, 13, pp130-133）．教務主任についても同様である．

❹ 専任教員の役割

- 各看護学の講義，演習，実習に関する指導案を作成し，指導実践，評価する
- 各看護学に関する最新の情報を収集し，教材・教具の補充や改善に努める
- 各看護学に関係する学会に参加し，研究を深め，授業内容の質的向上に努める

　以上のように，大学における教授・准教授・講師・助教の役割と助手の役割を，専修学校では専任教員1人ひとりが担う．学校運営に関していくつかのテーマで会議も行われる．大学のように各専門領域に複数の教員がいる専修学校は少ないため，専任教員皆で協力し合いながら役割を遂行していく必要がある．

表 1-4　看護系専修学校専任教員・教務主任の要件

	専修学校設置基準		看護師等養成所の運営に関する指導ガイドライン	
専任教員	次のいずれかに該当する者で，その担当する教育に関し，専門的な知識，技術，技能などを有する者	1. 専修学校の専門課程を修了したのち，病院などにおいてその担当する教育に関する教育，研究または技術に関する業務に従事した者で，当該専門課程の修業年限と当該業務に従事した期間が通算して 6 年以上となる者 2. 学士の学位を有する者は 2 年以上，短期大学士の学位または準学士の称号を有する者は 4 年以上，学校，研究所などにおいてその担当する教育に関する教育，研究または技術に関する業務に従事した者 3. 修士の学位または専門職学位を有する者 4. 特定の分野について，特に優れた知識，技術，技能および経験を有する者 5. その他，1.～4. に掲げる者と同等以上の能力があると認められる者	次のいずれにも該当する者．ただし，専門職（看護師は保健師・助産師としても可能）として専門領域のうちの 1 つの業務に 3 年以上従事し，大学で教育に関する科目を履修し卒業した者，または大学院において教育に関する科目を履修した者は，これにかかわらず専任教員となることができる	1. 保健師養成所 1）保健師として 5 年以上業務に従事した者 2）専任教員として必要な研修を修了した者，または保健師の教育に関し，これと同等以上の学識経験を有すると認められる者 2. 助産師養成所 1）助産師として 5 年以上業務に従事した者 2）専任教員として必要な研修を修了した者，または助産師の教育に関し，これと同等以上の学識経験を有すると認められる者 3. 看護師養成所 1）保健師，助産師または看護師として 5 年以上業務に従事した者 2）専任教員として必要な研修を修了した者，または看護師の教育に関し，これと同等以上の学識経験を有すると認められる者	左記 1.～3. のいずれかに該当する者で，次のいずれかに該当する者 ア．専任教員の経験を 3 年以上有する者 イ．厚生労働省が認定した教務主任養成講習会修了者 ウ．旧厚生労働省看護研修研究センターの幹部看護教員養成課程修了者 エ．ア．～ウ．までと同等以上の学識経験を有すると認められる者
教務主任				

（「専修学校設置基準」第 4 章，「看護師等養成所の運営に関する指導ガイドライン」第 5 より筆者作成）

4. 資格試験

❶ 看護師国家試験(「保健師助産師看護師法」第21条)

A 受験資格

看護師国家試験の受験資格は,基本的に「保健師助産師看護師学校養成所指定規則」が定める指定基準(表2-1参照,p15)に示される単位を修得した者に与えられる.

B 試験地

看護師国家試験の試験地は,北海道,青森県,宮城県,東京都,新潟県,愛知県,石川県,大阪府,広島県,香川県,福岡県,沖縄県となっている(2020年).

C 受験手続きの流れ

① **概要の発表**:看護師国家試験の概要は,毎年8月初めに官報ならびに厚生労働省のWebサイトで発表される

② **願書の請求**:受験願書を含め,受験手続きに必要な書類は各学校・養成所において入手できるが,各地方厚生(支)局および厚生労働省でも,郵送あるいは窓口での請求によって入手することができる

③ **必要書類の準備**:厚生労働省のWebサイト「看護師国家試験の施行」,または 願書作成についての説明書を参照し,次の書類などを提出する

・受験願書(規定の場所に受験手数料の額に相当する収入印紙を貼付する)

・写真

・返信用封筒

・受験資格を証明する書類(指定大学,指定学校の修業証明書または修業判定証明書もしくは修業見込証明書,または指定養成所の卒業証明書または卒業判定証明書もしくは卒業見込証明書)

④ **受験票の交付**:受験票は郵送により交付される

> **COLUMNS ▶** **出題基準と受験の心得**
>
> 　受験にあたっては，前もって出題基準をよく理解し，出題科目や出題数，出題形式について確認しておくことが必要である．看護師国家試験については2017年に厚生労働省より「保健師助産師看護師国家試験出題基準 平成30年版」の改定が示されており（2017年3月30日厚生労働省医政局看護課発表），准看護師試験については2003年3月27日に「准看護師試験基準の一部改正」が告示されている（2003年3月27日付医政発第0327010号）．
>
> 　出題基準の理解に加え，試験における留意事項として次のようなことを学生に伝えておきたい．
>
> 　・試験日時および試験会場の場所
>
> 　・試験問題用紙に記された注意事項の確認
>
> 　・受験番号および氏名の記入
>
> 　・時間の配分
>
> 　・解答方法の確認
>
> 　・解答の手順

❷ 准看護師試験（「保健師助産師看護師法」第22条）

Ⓐ 受験資格

　准看護師試験の受験資格は，基本的に「保健師助産師看護師学校養成所指定規則」が定める指定基準に示される単位を修得した者に与えられる（時間数については巻末資料8参照，pp123-124）．

Ⓑ 試験日程・試験地

　准看護師試験は，都道府県知事が厚生労働大臣の定める基準に従い毎年少なくとも1回行う．日程は各都道府県において定められている．試験地はそれぞれの都道府県である．近年は地区〔2019年度は北海道・東北地区，関東・甲信越地区，東海・北陸・奈良，関西広域連合（滋賀・京都・大阪・兵庫・和歌山・徳島），中国・四国（香川・愛媛・高知）地区，九州・沖縄地区の6ブロック〕ごとに同じ日程で同一問題が出題されている．今後，全国同日に実施することが検討されている．

C 受験手続きの流れ

① 概要の発表：准看護師試験の概要は，あらかじめ都道府県の公報にて告示される

② 願書の請求：受験願書を含め，受験手続きに必要な書類は各学校・養成所において入手できるが，各都道府県庁でも，郵送あるいは窓口での請求によって入手することができる

③ 必要書類の準備：各都道府県の准看護師試験実施要綱を参照し，次の書類などを提出する

- 受験願書〔規定の場所に受験手数料の額に相当する受験地（都道府県）の収入証紙を貼付する〕
- 写真
- 返信用封筒
- 受験資格を証明する書類〔学校，養成所の卒業証明書または修業証明書（卒業見込証明書または修業見込証明書）もしくは受験資格認定書の写し〕

④ 受験票の交付：受験票は郵送により交付される

文献

1) 学校教育法〔1947年3月31日公布，2019年6月26日公布（令和元年法律第44号）改正〕
2) 大学設置基準〔1956年10月22日公布，2019年10月2日公布（令和元年文部科学省令第17号）改正〕
3) 看護師等養成所の運営に関する指導ガイドライン（厚生労働省：2015年3月31日付医政発0331第21号／2018年4月1日付改正医政発1101第10号）
4) 専修学校設置基準〔1976年1月10日公布，2017年10月31日公布（平成29年文部科学省令第39号）改正〕
5) 保健師助産師看護師法〔1948年7月30日公布，2018年6月27日公布（平成30年法律第66号）改正〕
6) 保健師助産師看護師学校養成所指定規則〔1951年8月10日公布，2016年8月22日公布（文部科学・厚生労働省令第6号）改正〕

（髙橋佳子）

第2章

カリキュラムから
授業の実施まで

1. カリキュラムとは

　カリキュラムは，その教育機関に入学する学生の教育活動計画書である．入学から卒業までの教育のプロセスと，それによって生まれる教育の成果を計画したもので，教育課程ともいう．

　カリキュラムでは，どの科目が，どの時期に実施されるかが示される．狭義では，各科目の授業設計であり，各科目はシラバスとして表現される．

　カリキュラムは，目標，方略，評価の3要素からなり，これらは「教育の3要素」ともいわれる．

2. 看護師教育におけるカリキュラム

学校の法的な位置づけは下記に定められている．

- 「教育基本法」
- 「学校教育法」
- 設置主体の設置基準（「大学設置基準」「短期大学設置基準」「専修学校設置基準」など）

保健師助産師看護師養成施設の法的な位置づけは下記に定められている．

- 「保健師助産師看護師法」
- 「保健師助産師看護師学校養成所指定規則」

「保健師助産師看護師学校養成所指定規則」には，保健師（別表1）・助産師（別表2）・看護師（別表3）の国家試験受験資格を得るために必要な内容・単位数が示されている（**表2-1**）．

表2-1 看護師教育のカリキュラム
（3年課程は2022年度，2年課程は2023年度適用）

教育内容		単位数
基礎分野	科学的思考の基盤 人間と生活・社会の理解	}14
専門基礎分野	人体の構造と機能 疾病の成り立ちと回復の促進	}16
	健康支援と社会保障制度	6
専門分野	基礎看護学	11
	地域・在宅看護論	6(4)
	成人看護学	6
	老年看護学	4
	小児看護学	4
	母性看護学	4
	精神看護学	4
	看護の統合と実践	4
	臨地実習	23
	基礎看護学	3
	地域・在宅看護論	2
	成人看護学 　老年看護学	}4
	小児看護学	2
	母性看護学	2
	精神看護学	2
	看護の統合と実践	2
合計		102(100)

筆者注：ただし，臨地実習の総単位数23単位から各教育内容の単位数合計を減じた6単位は，効果的な実習を行うことが可能となるよう，教育内容を問わず設定することができる．

〔厚生労働省(2019)：看護師等養成所の運営に関する指導ガイドライン 別表3　看護師教育の基本的考え方，留意点等(改正案)，看護基礎教育検討会報告書．https://www.mhlw.go.jp/content/10805000/000557411.pdf[2020年8月20日アクセス]より抜粋〕

3. カリキュラムの立案

　個々の教育機関の設置目的や教育理念から，それぞれの機関の教育目標，学位授与方針(ディプロマ・ポリシー)が定められる．

　カリキュラムは全教員の協力によって作られるものであり，学生がこれに沿って活動すれば教育目標を達成できる具体性と現実性が盛り込まれなければならない．よって，カリキュラムは継続的に見直される必要がある．

　2016年，中央教育審議会により『「卒業認定・学位授与方針」(ディプロマ・

ポリシー），「教育課程編成・実施の方針」（カリキュラム・ポリシー）及び「入学者受け入れの方針」（アドミッション・ポリシー）の策定及び運用に関するガイドライン』が示され，2017年から大学においては，「三つのポリシー」の策定・公開が義務づけられた．それによると三つのポリシーは以下のように定義づけられている．

● 「卒業認定・学位授与方針」（ディプロマ・ポリシー）

　　各大学，学部・学科などの教育理念に基づき，どのような力を身につけた者に卒業を認定し，学位を授与するのかを定める基本的な方針であり，学生の学修成果の目標ともなるもの．

● 「教育課程編成・実施の方針」（カリキュラム・ポリシー）

　　ディプロマ・ポリシーの達成のために，どのような教育課程を編成し，どのような教育内容・方法を実施し，学修成果をどのように評価するのかを定める基本的な方針．

● 「入学者受け入れの方針」（アドミッション・ポリシー）

　　各大学，学部・学科などの教育理念，ディプロマ・ポリシー，カリキュラム・ポリシーに基づく教育内容などをふまえ，どのように入学者を受け入れるかを定める基本的な方針であり，受け入れる学生に求める学習成果〔「学力の3要素」（① 知識・技能，② 思考力・判断力・表現力等の能力，③ 主体性を持って多様な人々と協働して学ぶ態度）についてどのような成果を求めるか〕を示すもの．

　　看護基礎教育の目的は看護師の養成にある．そのため，患者を含めた社会の医療・看護ニーズを加味したカリキュラムの立案が必要となる（**図2-1**）．

　　看護基礎教育の質を保証するために検討された，①「大学教育の分野別質保証のための教育課程編成上の参照基準　看護学分野」（日本学術会議，2017），②『看護学教育モデル・コア・カリキュラム〜「学士課程においてコアとなる看護実践能力」の修得を目指した学修目標』（文部科学省，2017），③「看護学士課程教育におけるコアコンピテンシーと卒業時到達目標」（日本看護系大学協議会，2018），④「看護基礎教育検討会報告書」（厚生労働省，2019）などをふまえ，時代を見据えて多様なヘルスケアニーズに対応すべく自ら学び，知を創造できる看護専門職の育成に向けたカリキュラムの立案が求められる．

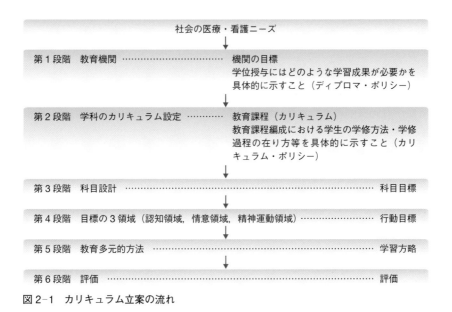

図2-1　カリキュラム立案の流れ

　学士課程においては，現代の社会的・学問的課題に積極的に取り組む知性をはぐくむという視点に立脚し，専門性のみならず，教養教育を通じて，総合的な視野から物事をみることのできる能力，自主性や，総合的，批判的に物事を思考し，的確に判断できる能力などを育成するとともに，豊かな人間性を涵養し高い倫理観をもった人材を育成することが重要とされている．また実践的な語学能力，情報活用能力などの育成をはかるという観点にも十分配慮する必要性が指摘されている（文部科学省）．

　2019年10月に公表された「看護基礎教育検討会報告書」（厚生労働省）においても，情報通信技術（ICT）を活用する基礎的能力やコミュニケーション能力の強化が指摘され，基礎分野が現行の13単位から1単位増の14単位となった．また，臨床判断能力の基盤となる解剖生理学などの内容充実，療養の場の多様化に対応できるよう「在宅看護論」を「地域・在宅看護論」に名称変更し，内容の充実をはかるべく学習単位数が増加した．このように時代背景の移り変わりとともにカリキュラムが変更するなかで，教員自身もまた自己研鑽を積み，柔軟に対応することが重要である．

4. カリキュラムマップ

　カリキュラムマップとは，ディプロマ・ポリシーと科目の関係を示したものである．作成にあたっては学習の積み上げを考え，どの時期に何を実践するか学習内容の順次性と科目間の関連性を考えていく．基礎から応用，正常から異常，抽象から具体へと，学生の学習の助けとなるよう構築する（図2-2）．

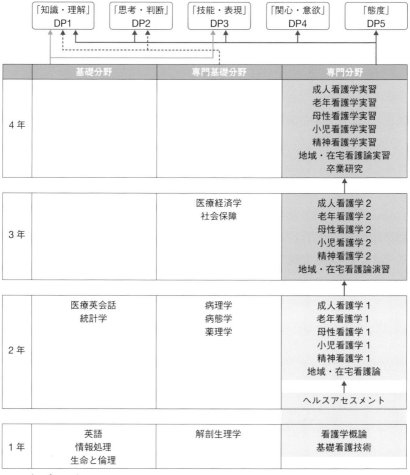

DP：ディプロマポリシー

図2-2　カリキュラムマップの作成例

5. カリキュラムの要素

　教育とは，学生の行動に価値ある変化をもたらすプロセスである．教員が「教えた」ことが重要ではなく，学生が「学び」「得た」ことが重要となる．教育は学生中心に展開され，教員には学生の動機づけ（やる気）を絶えず刺激することが求められる．

❶ 教育目標

　「学生の行動における価値ある変化」とは何かを考えたうえで教育目標を立てる．療養の場の多様化に伴い，看護職には多様性・複雑性に対応した看護を創造する能力が求められている．したがって，看護基礎教育においてもどのような能力が今日必要とされているのかや，学生が卒業時に何を知り，何をどこまでできればよいのかについて考察する．

❷ 学習方略

　学習方略とは，学生が効率的かつ効果的に目標を到達するための具体的な戦略全体を指す．準備，学習方法の種類，方法の選択・順序性，教育資源（人的資源：教員・模擬患者など，物的資源：場所・媒体など，予算）が含まれる．
　アクティブラーニングは，教員による一方向的な講義による教育とは異なり，学生の能動的な学習への参加を取り入れた学習法である．学生の認知的・倫理的・社会的能力，教養，知識，経験を含めた汎用的能力の育成を意図している．発見学習，問題解決学習，体験学習，調査学習などが含まれるが，教室内でのグループディスカッション，ディベート，グループワークなども有効な方法で，近年積極的に取り入れられている．

❸ 評価

　計画をもとに教育が実施され，学生が教育目標を確実に到達できたか否かを評価する．目標がないところに評価はない．学習経験と教育の効果が評価される．

6. 教育目標の分類

　教育目標は，「学習による行動の変化」であり，その分類は，教育によって変化させようとする人間の行動分類である．看護基礎教育では，B. S. Bloomらが提唱した3領域，すなわち知的行動を扱う認知領域，態度・習慣を扱う情意領域，技能を扱う精神運動領域の分類が使用されることが多い．各領域には深さのレベルがあり，どのレベルを目標にするかを意識して目標を設定する（表2-2）．

　教育目標には，一般目標（GIO；general instructional objective）と行動目標（SBO；specific behavioral objective）の2種類がある．

　GIOとは，学部・学科や1つの科目の学習の終了時に学生が何ができるようになるかを総括的に記述したものである．SBOとは，GIOを達成するために必要な具体的・観察可能な行動を示したものである．

7. 教育目標の記述方法

❶ 原則
- 学習者を主語にして書く
- 学習の結果，どのようなことができるようになればよいかを表す動詞を含む文章で書く

表2-2　教育目標分類学（taxonomy）における3領域

目標の レベル	認知領域 （知的行動）	情意領域 （態度・習慣）	精神運動領域 （技能）
浅い ↓ 深い	想起	受け入れ	模倣
	解釈	反応	コントロール
	問題解決	内面化 （人間性を高める）	自動化 （考えないでもできる）

〔北海道大学高等教育機能開発総合センター（2000）：高等教育ジャーナル─高等教育と生涯学習，第7号：47，https://high.high.hokudai.ac.jp/wp-content/uploads/2016/02/No7071.pdf［2020年8月24日アクセス］をもとに筆者作成〕

❷ 一般目標（GIO）の記述

- その学習がなぜ重要であるか，どのように利用されるかを明記する（○○ようになるために）
- 必要な目標分類（認知・情意・精神運動）を総括的に含める
- 総括的な概念をもつ動詞を用いて表す

　たとえば，「効率的・効果的な看護サービスを提供するために，看護管理の概念を学び，医療機関における看護部門の役割と管理者の責務・役割を理解する」などが挙げられる．

　GIO に使用する動詞を**表2-3**に示す．

❸ 行動目標（SBO）の記述

- GIO を達成するために，どのようなことができればよいかを，具体的な言葉で書き表す
- 1個の GIO に数個〜10数個の SBO を立てる
- 原則的に，1つの文章に1つの目標を書く
- 学生の到達レベルを示す
- 単純な行動から複雑な行動への順次性を考慮する
- 認知領域，情意領域，精神運動領域を区別して記述する
- 観察可能な行動を具体的に示す動詞を用いる

SBO に使用する動詞を**表2-4**に示す．

❹ 教育目標のもつべき性格

　目標はそれを見て，活用するすべての人が同じ意味に解釈できるように表現される必要がある．

Ａ RUMBA

　教育目標は RUMBA〔R（real）：現実的であること，U（understandable）：理解可能であること，M（measurable）：測定可能であること，B（behavioral）：行動的であること・実行可能であること，A（achievable）：達成可能であること〕に基づいて立てる必要がある．

Ｂ SMART

　目標設定に必要な要素は，それぞれの頭文字から SMART〔S（specific）：

表2-3　一般目標(GIO)に使用する動詞

知る，認識する，理解する，感じる，判断する，評価する，位置づける，考察する，使用する，実施する，適用する，示す，創造する，身につける，など

表2-4　行動目標(SBO)に使用する動詞

認知領域	列記する，列挙する，述べる，具体的に述べる　説明する，分類する，比較する，対比する，類別する，関係づける，解釈する，予測する，選択する，同定する，弁別する，推論する，公式化する，一般化する，使用する，応用する，適用する，評価する，結論づける，批判する
情意領域	行う，尋ねる，助ける，コミュニケーションをとる，寄与する，協調する，示す，見せる，表現する，始める，相互に作用する，系統立てる，参加する，反応する，応える
精神運動領域	感じる，始める，模倣する，熟練する，工夫する，実施する，行う，創造する，挿入する，操作する，動かす，手術する，触れる，調べる，準備する，測定する

具体的であること，M(measurable)：測定可能であること，A(achievable)：達成可能であること，R(relevant)：学生にとって意味のあるものであること，T(timely)：期日が明確であること〕とも表される．

8. シラバス(授業計画書)

　「大学設置基準」では，大学は，学生に対して，授業の方法および内容，ならびに1年間の授業の計画をあらかじめ明示するものと示されている(「大学設置基準」第25条の2)．中央教育審議会において，シラバスは「各授業科目の詳細な授業計画．一般に，大学の授業名，担当教員名，講義目的，各回ごとの授業内容，成績評価方法・基準，準備学修等についての具体的な指示，教科書・参考文献，履修条件等が記されており，学生が各授業科目の準備学修等を進めるための基本となるもの．また，学生が講義の履修を決める際の資料になるとともに，教員相互の授業内容の調整，学生による授業評価等にも使われる」〔「新たな未来を築くための大学教育の質的転換に向けて〜生涯

学び続け，主体的に考える力を育成する大学へ～(答申)―用語集」(文部科学省，2012)〕と用語解説されている.

❶ 役割

- 教員と学生の契約書・約束事項である
- 学生の授業選択や学習を進めるためのガイドとなる
- 科目の設計図であり，カリキュラム体系を考える際の資料となる(内容の重複や欠落の確認)

❷ 基本設計とフォーマット

シラバスは，下記のような情報を含めて設計する(図 2-3).

科目名			
担当教員			
単位数		講義・演習の別	
配当年次		必修・選択の別	
一般目標 到達目標 (行動目標)	単位が認定された際，何ができるようになるかを明確に示す …のために(科目名と関連した学習の目的を示す) 3 領域(認知，情意，精神運動)のどの領域を目標にするか，どのレベルまでの到達を目指すか		
授業の概要	科目名のみではわかりにくいところを補う説明		
授業の計画	各回で扱う授業内容を順に示す 授業日程，担当者を含めて記述する		
準備学習	1 単位 45 時間の学修内容を示す(単位の考え方には予習や復習など時間外学習も含まれる) ・各回までに行う予習内容，課題の提出方法と期限 ・受講に必要な知識やスキル，受講条件		
使用テキスト			
参考書			
評価	評価基準や評価の方法 ・各評価項目(出席，授業参加度，課題，レポート，試験など)の評価比率○ %		
備考	授業中のルールや課題提出のルール，教員へのコンタクトの方法，オフィスアワー，担当する授業科目に関連した実務経験など		

図 2-3　シラバスのフォーマット例

A 授業内容にかかわる情報

- 目標
  - ・カリキュラムからの視点：担当する科目が大学のカリキュラム全体のなかでどのような位置づけで，何を期待されているか．ディプロマ・ポリシーとの関連．図2-3のシラバスのフォーマット例の備考部分に，担当する授業科目に関連した実務経験を記入する
  - ・学問分野からの視点：自分が教える分野は，何が本質的なポイントか，何を伝えたいか
  - ・学生からの視点：学生の予備知識と能力はどうか，どのような関心があるか，科目終了時点でどのようなスキルを獲得するべきか

B 科目のスケジュールにかかわる情報

- 各回で扱う内容
- 各回の授業までに読んでくるテキストなどの箇所の指定
- 課題とその提出期限（方法や提出先）
- 授業時間外の活動のスケジュール

C 学生にかかわる情報

- 授業を受ける際に必要な知識やスキル
- 授業を受けるための資格

D 評価にかかわる情報

- 評価の基準
- 評価の方法
- 試験のやり方と期日

E 教材にかかわる情報

- 教科書の指定
- そのほかの補助教材
- 参考図書

F 教師にかかわる情報

- 名前，研究室番号，連絡先（電話・メール），担当する授業科目に関連した実務経験
- オフィスアワー

COLUMNS　**単位制**

　単位制とは，授業科目を単位とよばれる学習時間数に区分して修得していく方式である．1単位は45時間の学修を必要とする内容で構成され（「大学設置基準」第21条），予習・復習・課題などの時間が含まれる．

　講義および演習は15〜30時間の授業をもって1単位，実験・実習・実技は30〜45時間の授業をもって1単位とし，講義1単位15時間の場合，15時間の予習と15時間の復習が必要な授業設計が求められる．

　90分の授業は通常2時間と換算する．週1回7.5回の講義で1単位となる．また，卒業研究，卒業制作などの授業科目は，必要な学修を考慮して大学が定める時間の授業をもって1単位とすることが可能である．

G 受講のルールにかかわる情報
- 資料配布のルール
- 課題提出のルール

9. 授業設計

　授業設計とは，授業を行う際の計画書のことである．教材研究に基づいた教材の精選から授業の計画，実施，評価までの一連の設計行為を指す．

❶ どのようなときに学生は学ぶか

　K. A. Feldman の実証研究によれば，「教員の準備と授業設計」「説明の明確さと理解のしやすさ」が，学生の学習成果に影響を与える要素として大きなものである〔Perry RP, et al(eds)：Effective Teaching in Higher Education：Research and Practice, Agathon Press, p376, 1997 参照〕．

❷ 授業設計の意義

　授業設計は，教育的意図の明確化（何を教えたいか，思考させたいか）にその意義がある．学生に対しては授業のレベルを保証するものであり，教員自身には授業評価の資料，授業改善の手立て，さらには授業研究の手立てとな

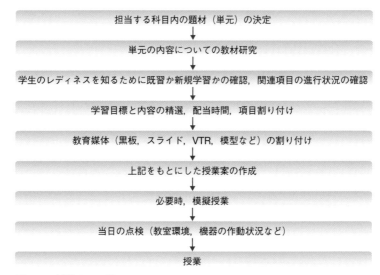

担当する科目内の題材（単元）の決定
↓
単元の内容についての教材研究
↓
学生のレディネスを知るために既習か新規学習かの確認，関連項目の進行状況の確認
↓
学習目標と内容の精選，配当時間，項目割り付け
↓
教育媒体（黒板，スライド，VTR，模型など）の割り付け
↓
上記をもとにした授業案の作成
↓
必要時，模擬授業
↓
当日の点検（教室環境，機器の作動状況など）
↓
授業

図2-4　授業までの流れ

るものである．

❸ 授業までの流れ

　担当する科目内の題材（単元）の決定から授業までの流れを**図2-4**に示す．

❹ 授業案の作成

- 授業案の作成は，授業のシステム化のための基本条件である．講義の目的の多くは，初学者にその教科についての基本的知識を与えることである．各教員が自分の専門領域を講演風に話しては，教科の系統性は維持されない
- 学生の注意集中時間は30分程度である．講義中にいくつかの山場や気分転換の場を作ることが望ましい
- 講義の分量は明確に理解される程度にし，多すぎないようにする．教材の精選が大切である
- 講義に演習や実習などが有機的に組み合わされていると，理解や習得のうえで効果が高い

授業案のフォーマット例を**図2-5**に示す．

科目・単元	科目名：基礎看護技術 単元名：環境調整の技術				
対象学生	A大学看護学科1年生83名				
授業日程	20○○年4月○日(月)1限　講義 　　　　4月△日(水)4・5限　演習				
単元設定の 理由	その単元を教える理由や根拠について，教材観・学生観・指導観の3領域から考察する。 ①教材(題材)観：その単元のカリキュラムのなかでの位置づけ，教材のもつ意義と内容 ②学生観：単元の内容に関連した学生の実態や傾向，どのような集団で，どこまで知っているか ③指導観：教材観と学生観をもとにした，指導の意図や重要性，教員の考え				
授業目標	授業内容と関連させて目標を示す				
行動目標	どのレベルまでの到達を目指すか，具体的に表す				
指導過程	段階(導入，展開，まとめ)，時間配分，指導内容，指導方法，指導上の留意点に分けて，授業の具体的な展開を表現する				
	段階	時間配分	指導内容	指導方法	指導上の留意点
	導入 展開 まとめ				
評価	その授業に対する評価をいつ，どのように行うか明らかにする				
備考	授業に必要なそのほかの事項，教科書，手順などを記す				

図2-5　授業案のフォーマット例

10. 学習方略

　学生がSBOを達成するために必要な学習方法の種類と順序を，具体的に示す．また，そのために必要な人的・物的資源の検討，必要な経費の計上も求められる．

❶ 学習方略の種類

A 受動的学習法

- 講義，示説，見学，講演など

B 能動的学習法(アクティブラーニング)

- グループワーク：カンファレンス，セミナー，ディベート，ワーク

ショップ，ケーススタディなど
- 実習：臨地実習，フィールドワーク
- 演習：ロールプレイ，シミュレーション，模擬患者(simulated patient：SP)を活用した演習など
- 自習：読書，課題，プログラム学習，コンピュータ支援教育(CAI)，マルチメディア，インターネットなど

C オンライン授業

オンライン授業は，インターネットを通して遠隔で行う教育手段で，以下の３つに大別される．

- ウェブ会議システムを用いたリアルタイム型
- 授業動画を学生が都合のよいときに見るオンデマンド型
- 登録した資料を読み，レポートを提出するなどの資料配布型

オンライン授業の場合，学習する場が自宅などになるため緊張感の低下に対する学生の集中力を高める工夫が必要である．また，授業内容に関する学生の理解度を確認することが難しく，学習できたか否かは学生の自己管理能力に依存するところが大きい．

❷ 教育資源

教育に用いるすべての資源の総括的名称である．

A 人的資源

教員，SP，医療関係者，患者，学生，臨地実習指導者などを指す．特に，看護師である教員は看護師を志向する学生にとって，単に知識の伝達者ではなく，技能・態度・行動のモデルとなる．

担当教員間の打ち合わせのポイントを以下に示す．

- 授業目標の確認
- 授業内容の確認
- いつ何を使用するか，教材の確認
- 演習で指導を分担して行う際は指導の留意点を確認し，統一した手技で指導を行うこと

B 物的資源

講義室，実習室，病棟などの場所や，教員から学生に情報を伝える媒体

（教科書，プリント，ホワイトボード，模型，視聴覚教材など），物品の購入費，協力者（ゲストスピーカー，SP など）への謝金や交通費の予算などを指す．

　E. Dale は経験の深度を円錐で示した（図 2-6）．上方ほど経験が抽象的で経験度は浅く，下方ほど直接的具体的な経験となり，経験度は深くなる．

　媒体には多くの種類があるが，何を選択し提供するかが重要である．選択の原則を以下に示す．

- 目標に対して適切であること
  例）問題解決能力の育成：実際の患者＞ SP ＞ペーパーシミュレーション＞印刷物
- 学生に対して適切であること
- 学生の理解のレベルを超えるものであってはならないこと
- 内容が優れていること
- 学生にとって魅力的なものであること
- 価格が適切であること

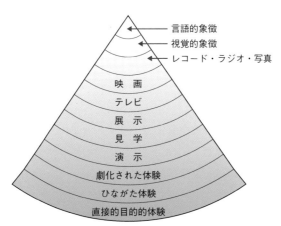

図 2-6　Dale の経験の円錐
（Dale E：Audio-visual Methods in Teaching, 3rd edition, p107, Dryden Press, 1969 をもとに筆者作成）

COLUMNS ➡ 配布資料にかかわる著作権

- -

　公表された著作物を資料として利用する場合には，著作権者への許諾が必要となる．ただし，学校そのほかの教育機関においてはその公共性から，次のような例外措置がとられている．

　「学校その他の教育機関（営利を目的として設置されているものを除く．）において教育を担任する者及び授業を受ける者は，その授業の過程における使用に供することを目的とする場合には，その必要と認められる限度において，公表された著作物を複製し，若しくは公衆送信（自動公衆送信の場合にあつては，送信可能化を含む．以下この条において同じ．）を行い，又は公表された著作物であつて公衆送信されるものを受信装置を用いて公に伝達することができる」（「著作権法」第35条の1）

　ただし，当該著作物の種類や用途，複製の部数などから判断し，著作権者の利益を不当に害しないことが条件となる．また，原則として著作物の出所について明示することが必要である．

　配布資料の作成のほか，第4章に挙げる研究の発表や論文の執筆においても，著作権は常に意識すべき事項である．剽窃や盗用といった，引用・転載に関するルールを逸脱した場合には，教員・研究者としての資質を問われることにもなりかねない．

---

11. 授業（講義）の展開

　講義は最も多用されている学習法で，多くの学生に知識を同時に伝達することが可能である．欠点としては，学生が受動的になりやすくなることが挙げられる．よい講義には十分な技法が必要となる．

❶ 導入

　学生を動機づけ，目標に向けて方向づける．

- 挨拶（初回は自己紹介）：最後列まで声が届くかの確認
- 授業のテーマ（単元名）の提示：資料や教科書の該当ページの確認
- 授業目標の提示：目標を明確に打ち出すこと
- 動機づけを高める方法：疑問を抱かせる状況の提示，医療や看護に関す

るニュースの提示，過去の学習・実習経験の引き出し，教員の体験談，身近な問題の提供，前回の授業の理解度を確認するための発問や小テストの実施など

❷ 展開

指導内容を系統的・論理的に提示し，さまざまな方略を使って目標に近づける．

- 十分な声量，明瞭な発音，アイコンタクトを意識しつつ話す
- 単調にならないように，話し方に強弱をつける．重要な部分は繰り返すか，言い方を変えて説明する
- 学生の反応を観察する．学生がざわつき，理解していない様子の際は，学生に確認し対応する
- 板書する場合には，項目番号の順序性を明確にする
  例）I　1　1）　(1)　①　イロハ
  できるだけ途中で消さないような板書を計画する．字の大きさについては最後列の学生に読めるかどうかを尋ねることで確認する
- 例題や事例，看護に関するさまざまなエピソードの提示は学生の理解を容易にする
- 入学したての学生はスライドやパソコンを使った授業に慣れておらず，プロジェクターを見ながら，話を聞き，ノートをとり，その知識を覚えることは難しい．また，スライドやパソコンを使った授業は早口になり，アイコンタクトがとりづらくなることに留意しつつ進行する

❸ まとめ

授業を締めくくり，指導内容の確認・整理と次回の予告を行う．

- 授業目標が達成できたか，学生の反応を確認する
- 重要な点を強調し，何を述べたかをまとめ，学習内容の定着をはかる
- 必要に応じてポストテストを行い，学習成果を確認する
- 次の授業導入のための課題を提示する

12. テスト（客観試験）

❶ テストの利点と欠点

〈利点〉

- 一定時間で解答させる項目数が多いため，広い範囲からの出題が可能
- 信頼性が高い
- 採点が容易
- 問題分析が容易

〈欠点〉

- 選択式試験では学習が浅くても正解できる可能性がある
- 試験慣れの「こつ」が成績に影響する可能性がある

❷ 問題作成の流れ

① テスト範囲を決定する

- 勉強する範囲を明確にする

② 教科書の内容を確認する

- 授業の到達目標と連動させる
- 覚えてほしいこと，説明する必要があることは何か
- 学習内容のなかで，重要な部分は何か

③ 授業資料，補助教材の内容を確認する

- 教科書以外の重要ポイントは何か
- 授業中に大切だと強調した内容は何か
- 授業中に行った練習問題……授業に対する学生の取り組み姿勢に影響する

④ 国家試験出題基準の内容を確認する

- 看護教育では国家試験を意識せざるをえない……過去問題の類題も盛り込む

⑤ テストの平均点を設定し，問題を作成する

- 学生の実態に合わせ，平均点は 60 ± 5 点に設定
- 作成した問題を解いて問題量の妥当性を検討し，解答時間を設定

- 何をどう押さえたいかを考え，正誤法，多肢選択法，組み合わせ法，穴埋めなどの短答方式，記述式などから方法を選択する

⑥ **テストの結果から授業評価をする**

- テストの結果から学生の理解度がわかる．どこを理解し，どこを理解していないかを評価し，授業改善に生かす

13. 成績評価

教育活動の成果は，学生の望ましい行動の変化であり，教育活動の全プロセスで生み出されるものである．目標，計画，実施の全プロセスがよければ，よい結果が生み出される．よい結果を生み出すためには，各プロセスについてのフィードバック情報を継続的に受け，修正していく必要がある．

❶ 評価の種類

評価は，目的から次の2種類に大別される．

A 形成的評価

学習の過程でその改善を目的に行われる評価である．その主たる目的は，教員・学生・カリキュラムへのフィードバックである．学生に対して，目標にどの程度近づいているか認識させたり，強みと弱点がどこにあるかを指摘できるため，以後の学習や指導の手引きとなる．評価水準の尺度と，尺度を満たしたときの特徴の記述で構成されるルーブリック評価は，評価を標準化することができ，学生と教員の評価の認識を共有することにつながる．また，学習過程や学習成果を長期に収集・記録するポートフォリオは学生の自己省察を可能にし，自律的な学習をより進化させるといわれている．

B 総括的評価

学期の終わりやコースの終了時に，達成された学習成果の程度を総括的に把握し，合否を決定するために行われる．進級や卒業，免許取得のための試験がこれに含まれる．

成績評価の原則を下記に示す．

- 期末試験などが成績にどのように反映されるかや，評価項目と比率についてはあらかじめシラバスに明記する必要がある．シラバスに示した

　　評価項目と比率で明瞭かつ公正に評価する

- 基本的には，（目標）到達度評価を用いる
- 評価の仕方において，学生に学習を促すには，学期末の1度の試験だけでなく，授業のなかで複数回にわたって評価活動を取り入れることが有効である
- 大学の方針と整合性をはかる（公平性，成績記録の管理，成績の提示の仕方など）

❷ 評価の方法

A 論述試験

　設問に対する比較的自由な解答を学生自身の言葉で記述させ，その思考過程に関する能力をみる試験．知識や理解，問題解決能力をみることができる．

B 口頭試験

　設問に対する自由な解答を口頭で話させ，その思考過程に関する情報を得る試験．知識や理解，問題解決能力をみることができる．

C 客観試験

　出題時にすでに正答が決定しており，採点者が異なっても同一の採点ができる試験．主として知識の想起をみることができるが，単純な解釈やある程度の問題解決能力も測定が可能である．

D シミュレーションテスト

　実際の場面をシミュレートした状況を与えて，その問題解決能力を測定する試験．臨床場面を想定した総合的な問題解決能力が評価可能である．

E 観察記録法

　学生の態度や技能的行動を長期間にわたって観察・記録して評価する方法．実習における態度，学習における自発的態度，チーム内での協調性，わからないことを追究する態度，患者への関心や取り組み姿勢など，さまざまな状況における行動を観察する．

❸ 評価の基準

Ⓐ 相対評価

学生が属する集団内の学生たちと比較して学力を判定する方法.

例）クラスのうち下位成績○％が留年

Ⓑ 絶対評価

学生が属している集団の成績基準とは別個の，あらかじめ決定されている適切な基準によって個々の学生の成績を判定する方法.

評価の仕方が人間形成に及ぼす影響について，**表2-5**に示す.

❹ 評価結果の通知・報告

総括的評価の結果は，翌年度のカリキュラム改善のための重要なフィードバック情報であり，学生にとってもその後の学習の改善資料として役立つ.

成績評価を考える際の流れを**図2-7**に示す.

表2-5　評価の仕方が人間形成に及ぼす影響

	評価基準	評価の観点	ポジティブな可能性	弊害の可能性
相対評価	集団内のほかの人の成績	優れているか劣っているか	ほかの人たちとの関係において自己を客観視できる	協調性を欠いた人間を形成
達成度評価（絶対評価）	外的・客観的な到達目標	目標を達成したか否か	自己教育の体制が身につく	目標を絶対視し，ゆとりやふくらみの乏しい人間を形成
個人内評価	当人の以前の評価	当人に以前より進歩がみられるか否か	自分のペースで進歩・向上をはかる習慣が身につく	独りよがり的自己満足の習慣を形成

（梶田叡一：教育評価入門—学びと育ちの確かめのために，p98，協同出版，2007の一部を省略）

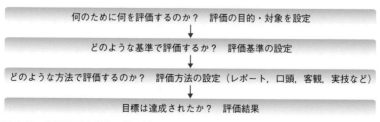

図2-7　成績評価を考える際の流れ

COLUMNS ➤ **GPA 制度**

- -

　国際的に利用されている成績評価制度に GPA 制度がある．GPA とは，grade point average の略語である．grade point(GP)とは，授業科目ごとの評価(秀・優・良・可・不可や A・B・C・D・E など)を 4・3・2・1・0 のような点数に置き換えたもので，GPA は総科目の平均を示す．GPA は単位を取得する学修の量だけでなく成績の質も重んじるものである．数値を活用することで，学期ごとに早い段階で基準を下回った学生に対して面談，指導を行うことができる．

文献

1)日本医学教育学会(監修)/日本医学教育学会教育開発委員会(編)：医学教育マニュアル第1巻—医学教育の原理と進め方，篠原出版新社，1978
2)日本医学教育学会(監修)/日本医学教育学会教育開発委員会(編)：医学教育マニュアル第2巻—カリキュラムの作り方，篠原出版新社，1979
3)日本医学教育学会(監修)/日本医学教育学会教育開発委員会(編)：医学教育マニュアル第3巻—教授—学習方法，篠原出版新社，1982
4)日本医学教育学会(監修)/日本医学教育学会教育開発委員会(編)：医学教育マニュアル第4巻—評価と試験，篠原出版新社，1982
5)池田輝政，ほか：成長するティップス先生—授業デザインのための秘訣集，玉川大学出版部，2001
6)夏目達也，ほか：大学教員準備講座，玉川大学出版部，2010
7)文部科学省(2004)：評価基準と大学設置基準等との対比表(財団法人大学基準協会)，https://www.mext.go.jp/b_menu/shingi/chukyo/chukyo4/003/gijiroku/attach/1414183.htm[2020年8月24日アクセス]
8)厚生労働省(2019)：看護師等養成所の運営に関する指導ガイドライン　別表3　看護師教育の基本的考え方，留意点等(改正案)，看護基礎教育検討会報告書，https://www.mhlw.go.jp/content/10805000/000557411.pdf[2020年8月20日アクセス]
9)北海道大学高等教育機能開発総合センター(2000)：高等教育ジャーナル—高等教育と生涯学習，第7号：29-125，https://high.high.hokudai.ac.jp/publication/Journal/j07/[2020年8月24日アクセス]
10)文部科学省(2012)：新たな未来を築くための大学教育の質的転換に向けて～生涯学び続け，主体的に考える力を育成する大学へ～(答申)—用語集，https://www.mext.go.jp/component/b_menu/shingi/toushin/__icsFiles/afieldfile/2012/10/04/1325048_3.pdf[2020年8月24日アクセス]
11)佐藤みつ子，ほか：看護教育における授業設計 第4版，医学書院，2009
12)梶田叡一：教育評価入門—学びと育ちの確かめのために，協同出版，2007
13)佐藤浩章(編)：大学教員のための授業方法とデザイン，玉川大学出版部，2010
14)Perry RP, et al(eds)：Effective Teaching in Higher Education：Research and Practice，Agathon Press，1997

（秋庭由佳）

第3章 看護学実習を指導するための基礎知識

実習のフローチャート

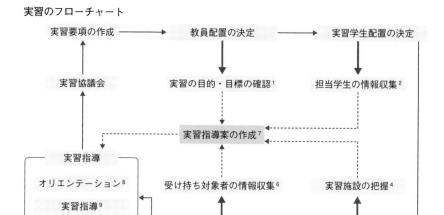

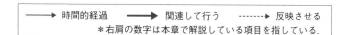

──────▶ 時間的経過　━━━▶ 関連して行う　┈┈┈┈▶ 反映させる
＊右肩の数字は本章で解説している項目を指している.

1. 実習の目的・目標の確認

- □ 所属する大学や専修学校の看護学実習要項より実習の目的・目標を確認する
- □ 担当する実習科目と講義科目やそのほかの実習科目との関連性を確認する
- □ 担当する科目の実習要項より実習の目的・目標を確認する

❶ 所属する大学や専修学校の実習の目的・目標の確認

　指導案作成にあたっては，まず所属する大学や専修学校の実習の目的・目標を確認する．青森中央学院大学を例にとると，「医療支援チームと協働して，さまざまな健康レベルにある人々に対し，学内で学んだ理論を実践と統合させ，科学的根拠に基づく看護実践能力を養う」といった目標が掲げられている．

❷ 看護学実習構成の確認

　実習は講義科目との関連性を重視し段階的に構成される．そのため，所属する大学や専修学校の入学年度から卒業年度までの実習の構成を確認する．

❸ 実習科目の目的・目標の確認

　実習科目ごとに実習目的・目標が定められており，それらを達成するための実習方法が計画されている．

2. 担当学生の情報収集

☐ 学年の授業進度
☐ 学生個々の課題
　☐ 実習目標達成上の課題
　　• 講義・演習科目の理解度（成績）
　　• これまでの実習経験と受け持ち対象者の概要
　　• 技術の習得度
　☐ 学生の個人特性上の課題
　　• 学内演習やこれまでの実習での態度
　　• 学習に対する興味や関心，意気込み
　　• 学生個人が認識している自己課題と実習での目標
　　• 生活環境，体調管理

■ これまでのレポートなどから学生の思考を把握する
■ 学内でのクラスメイトや教員との接し方から対人関係の傾向を把握する
■ 実習目標達成上の課題は実習中に改善が期待できるが，個人特性上の課題

はすぐに改善することは難しいため，分けて考える

3. 実習施設との打ち合わせ

- ☐ 実習要項の説明
  - ☐ 実習目的・目標
  - ☐ 学生配置と学生の特徴
  - ☐ 実習方法
  - ☐ 受け持ち対象者の選定基準
  - ☐ 経験させたい援助
  - ☐ 1日のスケジュール例
  - ☐ 実習中のカンファレンスの時期とねらい
  - ☐ 実習期間のスケジュール
  - ☐ 実習記録
- ☐ 病院側からの要望の確認
- ☐ 昨年度やほかの実習科目での問題点など
- ☐ 教員が研修を受ける場合の日程の調整

■ 実習でポイントとなる箇所に焦点を絞って説明する

4. 実習施設の把握

- ☐ 看護部長，看護師長，臨地実習指導者
- ☐ 病院の構造の把握
  - ☐ 外来，放射線科，検査部，薬剤部などの診療部門
  - ☐ 売店，デイコーナー，霊安室など
  - ☐ エネルギーセンター，中央配管システムなど
- ☐ 病棟の構造の把握
  - ☐ 浴室，トイレ，汚物処理室，リネン庫，器材庫
  - ☐ ケアに使用する物品配置
  - ☐ 器械の取り扱い

（つづく）

- □ 実習病棟の週間スケジュールの把握
  - □ 入浴, シーツ交換, カンファレンスなど
- □ 病棟全体の業務の流れ
  - □ リーダー, メンバーの役割とスケジュール
- □ ケアや処置の方法と使用物品, および片づけ方法
- □ 電子カルテなどの医療情報管理の方法
- □ 学生の記録作成場所, 記録の保管場所, 控室・更衣室

- ■ 実習指導に向けて, 開始 1 〜 2 週間前に教員研修を受ける
- ■ 教員研修では, 終日臨地実習指導者と行動を共にし, 患者のケアに参加する
- ■ 教員研修を受ける前に, 施設・実習病棟の概要や特徴について情報収集する
- ■ 困ったときにすぐに相談できるような関係を, 看護師長, 臨地実習指導者, スタッフと作っておく

5. 受け持ち対象者への協力依頼

❶ 学生の受け持ち対象者・家族への依頼

- 教員あるいは臨地実習指導者は, 受け持ち対象者あるいは家族に文書で説明し, 書面をもって同意を得る
- 受け持ち対象者および家族から署名を得ることが困難な場合は, 文書と口頭で説明し, 同意を得たうえで, その旨を同意書に記載する
- 同意書は, 学生が対象者を受け持ち看護援助を行う場合, もしくは病院などの施設で必要と判断された場合に交わす. 文書・同意書は 3 枚複写を用い, 原本は大学および専修学校で, 複写は受け持ち対象者と病院などの施設で保管する
- 同意書の原本は実習科目責任者が保管し, 当該学生の卒業後に廃棄する
- 教員あるいは臨地実習指導者は, 受け持ち期間中の対象者の負担感に随時配慮し, 受け持ちの継続の意思を確認する

❷ 学生が受け持ち以外の対象者に看護援助を行う場合

- 実施前に担当看護師あるいは臨地実習指導者，教員は，看護援助対象者あるいは家族に対し実施目的・方法，辞退が可能であることを口頭で説明し，同意を得ておく
- 学生は，実施前に看護援助対象者あるいは家族に対し実施目的・方法を口頭で説明し，同意を得ておく
- 見学のみの場合は，看護援助対象者あるいは家族に対して見学させてもらう旨を口頭で説明し，同意を得る

COLUMNS　**社会人基礎力**

　「社会人基礎力」とは，「前に踏み出す力」「考え抜く力」「チームで働く力」の3つの能力（12の能力要素）から構成されており，「職場や地域社会で多様な人々と仕事をしていくために必要な基礎的な力」として，経済産業省が2006年に提唱しました．

　学生は，実習環境をあたりまえにとらえがちです．受け持ち対象者へ協力依頼する場面に必ず立ち会わせ，対象者や実習施設の協力があってはじめて実習できることを理解させます．チームで働く力の基盤として，学生が自分と周囲の人々の関係性を理解する機会としましょう．

---

6. 受け持ち対象者の情報収集

- ☐ 氏名，年齢，性別，病棟，病室
- ☐ 入院までの経過
- ☐ 入院後から受け持つまでの経過
- ☐ 現病歴とその症状
- ☐ 既往歴
- ☐ 使用中の薬剤
- ☐ 日常生活動作（ADL）の様子，必要な介助
- ☐ コミュニケーションに影響する感覚器の障害など

- 学生に事前学習させるポイントを考慮し，カルテから必要な情報を得る
- 受け持ち対象者への挨拶と同時に，主訴や ADL の様子，感覚器の障害の有無を観察する
- 臨地実習指導者に学生の学習状況について情報提供し，受け持ち対象者について協議しておく

7. 実習指導案の作成

　実習指導案は，指導者が実習目的・目標の達成に向けて学生を導くための道標となる．生きた実習には向かないと考える人もいるが，めまぐるしく状況が変わる臨地の場では，指導案がなければ指導者も学生も途方に暮れることにもなりかねない．

❶ 実習の位置づけ
- 実習の目的・目標，ほかの実習科目との関連性から考察する

❷ 実習の考察
　a) **教材観**：実習の目的・目標，実習施設の概要，受け持ち対象者の情報をもとに考察する
　b) **学生観**：収集した担当学生についての情報をもとに考察する
　c) **指導観**：指導をするうえで教員が大切にしたいことは何かを，教材観や学生観から考察する

❸ 週案
- 週ごとに何を，どこまで，どのように教えるかを検討する
- 指導目標を具体的に挙げ，主な指導内容は順序を決めて週ごとに配分する

　週案のフォーマット例を**表3-1**に示す．

表 3-1　週案のフォーマット例

		1週目	2週目
学生A	学習目標		
	学習内容		
教員	指導目標		
	指導方法（留意点）		
学生B	学習目標		
	学習内容		
教員	指導目標		
	指導方法（留意点）		
学生C	学習目標		
	学習内容		
教員	指導目標		
	指導方法（留意点）		

❹ 日案

- 週の指導目標から，その日に達成させたい指導目標を設定し，その日に学習させたい内容を具体的にする
- 指導内容に適した指導方法を検討する
- 受け持ち対象者，病棟のスケジュール，学生の学習状況などをふまえて指導方法を検討する
- 実習内容，指導方法，指導上の留意点を経時的に記述する方法と，その日の指導のポイントに焦点を絞った指導計画のみを記述する方法がある
- 学生の評価，カンファレンスの状況，グループの評価を週ごとにまとめ

て，次週の指導方法を検討する

日案のフォーマット例を**表3-2**に示す．

表3-2　日案のフォーマット例

日付 (曜日)		○月○日 (月)	○日 (火)	○日 (水)	○日 (木)	○日 (金)	まとめ
学習目標							
病棟予定							
学生 A	行動目標						
	指導方法(留意点)						
	評価の視点						
	評価						
学生 B	行動目標						
	指導方法(留意点)						
	評価の視点						
	評価						
学生 C	行動目標						
	指導方法(留意点)						
	評価の視点						
	評価						
カンファレンスの状況							
グループの評価							

❺ 評価計画

- 学生の実習の目的・目標の達成度
- 評価の対象と方法(実習状況の観察，記録，面接，カンファレンス)
- 指導目標についての到達レベル

8. オリエンテーション

❶ 実習科目のオリエンテーション

- ☐ 実習目的・目標，行動目標について
- ☐ 実習期間のスケジュールについて
- ☐ 実習における倫理的配慮
  - ☐ 個人情報保護のための留意点
  - ☐ 実習記録における個人情報の保護
  - ☐ 実習生としての行動と身だしなみ
- ☐ 感染予防について
  - ☐ 学生が感染源にならないための留意事項
    - スタンダード・プリコーションの徹底
    - 排泄物・器材・注射器などの感染源となりうるものの取り扱い
    - 体調不良や感染症が疑われる症状が出現した場合の対応
  - ☐ 学生が感染しないための留意事項
    - スタンダード・プリコーションの徹底
    - 予防接種の実施
    - 血液曝露や針刺し事故の場合の対応

❷ 実習施設別のオリエンテーション

- ☐ 実習施設の特性
- ☐ 施設の構造
- ☐ 交通手段，集合場所
- ☐ 更衣室・控室

❸ 実習グループのオリエンテーション

- ☐ 実習病棟について
  - ☐ 病棟の特性

（つづく）

□ 入院患者の概要
□ 病棟師長，臨地実習指導者
□ 病棟の構造，物品の配置
□ 病棟の看護体制，週間スケジュール
□ 病棟の1日の流れ
□ 電子カルテなど医療情報の取り扱い
□ 記録作成場所，記録物の保管場所
□ **具体的なケア方法**
□ 病棟のケア方法・手順に則った練習
□ **受け持ち対象者の決定**
□ **受け持ち対象者の情報提供**
□ 氏名，年齢，性別，病棟，病室
□ 現病歴と既往歴，使用中の薬剤
□ ADL の概要

- 学生に，実習の主役は受け持ち対象者であり，対象者の人生において重要な出来事に立ち会っていることを意識づける
- 学生に，実習目標および個人的な課題について，それぞれ自己課題，自己目標を明確にさせる
- 学生の実習経験や自己目標，能力や特性に合わせて，受け持ち対象者を決定する
- 受け持ち対象者の年齢，性別，疾患から対象者のイメージを膨らませる
- 学生が初日の行動計画を具体的にして，臨地実習を円滑に始められるように配慮する

9. 実習指導

❶ 実習状況の確認と把握
A 実習開始直前

☐ 学生の様子
  ☐ 体調（睡眠，朝食はとれているか）
  ☐ 身だしなみ，忘れ物
☐ 本日の実習目標
  ☐ 到達可能か，具体的で評価が可能か
☐ 本日の行動計画
  ☐ 実習目標や受け持ち対象者の状態，スケジュールと合っているか
  ☐ 実習目標を達成できる内容か
  ☐ 留意点が具体的に書かれているか
  ☐ 看護計画に沿っているか
☐ 事前学習
☐ 見学・実施予定のケアの手順と留意点，観察項目

- 学生個々の学習方法の特徴を早くつかむ
- 学生が受け持ち対象者の反応や臨地実習指導者のケアの方法を見逃さないように，事前に観察するポイントを準備させる

B 昼休み

☐ 教員同士での情報交換
  ☐ 気になる学生について
  ☐ 実習場からの要望や苦情について
☐ 学生の様子の観察
  ☐ 昼食の摂取状況
  ☐ メンバーとのコミュニケーション
  ☐ リラックスできているか

- 気になる学生については，ほかの教員と情報交換することで指導方法のアイディアが生まれる

- 学生と世間話などでコミュニケーションをはかる
- 昼休みは学生にとっては実習のなかで緊張がほぐれる唯一の時間であるため，指導はしない

C 1日の振り返り記録

- [ ] 学習目標について評価しているか
- [ ] 自分ができなかったことと，できたことの双方について評価しているか
- [ ] 失敗やミスについて，自己の思考や行動を振り返ることができているか
- [ ] 自己評価に根拠はあるか
- [ ] 反省点が次回に向けての課題に結びついているか

- 学生が経験したことの意味について気づくことができるようなコメントをする

D 実習終了時

- [ ] 忘れ物がないか確認する
- [ ] 明日までの課題とその考え方を学生個々に確認する

- 学生は実習時間終了とともに気が緩んで忘れ物をしがちになる
- 実習中の学生は緊張が強く，指導した内容を理解していない可能性があるため，やるべき課題と考え方を確認する

E 放課後

- [ ] 気になる学生について実習科目責任者に報告する
- [ ] 必要な場合，今後の指導方法を協議する
- [ ] 全体の実習状況は週末に実習科目責任者に報告する

- 気になる学生についてあらかじめ報告をしておくことで，問題が起きた場合の素早い対応が可能になる

❷ 指導方法

- 学生の自主性を大切にし，学生を信頼し，待ち，見守る
- 学生が自覚した困難や心配事が生じた状況について，学生と直接対話して聞く

- 学生が行動を振り返り，その経験から学びが得られるように，学生の気持ちを決めつけることなくよく聞く
- 学生が経験した場面を看護として意味づける
- 教員にとっても難しいことは隠さずに学生に話し，一緒に悩みながら取り組む姿勢をみせる
- 実際の受け持ち対象者とのかかわりの場面を，ロールモデルとして示す
- 学生の言動や成長に合わせて指導する
- 学生の行動について指導教員と臨地実習指導者が具体的に情報交換しながら課題を共有し，指導方法を確認する
- 指導教員と臨地実習指導者がお互いの強みを生かし協働する
- 学生が混乱しないように，可能な限り役割を明確にしておく
- 対象者の回復や反応を見逃さず学生に伝え，多くの成功体験から，看護する喜びを実感させる

❸ 看護過程の展開と指導のポイント

　看護過程の展開を通して，課題解決技法の基本をふまえ，対象者のニーズに合わせた看護を実践する能力を育成する．また，看護過程は論理的思考力を育成するための最高の手段である．批判的に物事をみる習慣をつけるためには人の話をしっかり聞き，何を話しているのか理解することから始まる．対象者と接する際，自分の考えを取り除き，対象者のことを理解しようと聞く姿勢こそが，論理的思考力をはぐくむ第一歩である．

A 情報収集

- □ 受け持ち対象者の疾患，主訴，入院までの経過，入院目的から情報収集のポイントが絞れているか
- □ 受け持ち対象者の訴えに関連する客観的な情報はあるか
- □ 受け持ち対象者の症状や ADL の様子，必要な介助方法についての具体的な情報はあるか
- □ ケアを通して観察した情報はあるか
- □ 看護問題のアセスメントの根拠となる客観的な情報はあるか

- 診療情報ではなく，受け持ち対象者の観察を中心に情報収集することを指

導する
- 受け持ち対象者だけでなく家族や他職種も情報源になることを指導する
- 学生は空気を読めないときがあるため，その情報を収集するのに適したタイミングを指導する

B アセスメント

☐ 受け持ち対象者の既往歴，現病歴に関連した症状や，それが生活に与える影響についてアセスメントしているか
☐ 情報収集した内容から，重要と思われるデータをほかのデータと関連させているか

C 問題点の明確化

☐ 問題点の根拠となる状態とその原因を表す情報が，アセスメントに書かれているか
☐ 問題点の優先順位は適切か

- 受け持ち対象者に起きていることの因果関係を考え，最も問題となっていることは何かを考えさせる

D 看護計画

☐ 患者目標は達成可能か
☐ 患者目標に，到達期限，観察すること，測定することが記載されているか
☐ 看護計画は，3要素(OP・TP・EP)に分けて記載されているか
　　• OP(観察計画：observation plan)
　　• TP(実施計画：treatment plan)
　　• EP(教育・指導計画：educational plan)
☐ 看護計画は，受け持ち対象者の個別性を考慮しているか
☐ 看護計画は，誰がみても実施できるように具体的に表現されているか

- 目標がはっきりしていないと，何をいつまでに行えばよいのかわからず，成果に結びつかない
- 看護計画に3要素を含めることで，援助の評価や修正がしやすくなる

E 実施

> ☐ 受け持ち対象者の安全と安楽を考慮しているか
> ☐ 事前に学習した手順，留意点が生かされているか
> ☐ 1つひとつの手順について原理原則を理解しているか
> ☐ 援助に対する受け持ち対象者の反応をとらえているか

- 臨地実習指導者とどちらが直接指導に入るか調整し，知識・技術・態度を指導する
- 学生とともに援助を行い，役割モデルとなる
- 学生と受け持ち対象者の関係を調整する

F 評価（報告・記録）

> ☐ 受け持ち対象者が目標に近づけたかどうか，実施した援助を評価する
> ☐ 観察した事実と解釈・判断した内容は区別できているか
> ☐ 看護計画の追加・修正・削除を考えられているか
> ☐ 適切に言語化し，簡潔に表現できているか
> ☐ 必要なときに必要な内容を報告できているか

- 学生が実施した援助を振り返る時間を設ける
- 援助を行ううえでの学生の強みと次回の課題を明確にする
- 学生の気づきや体験を看護理論や看護観の育成に結びつける
- 報告・連絡・相談の重要性を指導する

10. 実習評価

- 学生と面接して実習目標の達成度を評価する
- 学生が自己の強みと今後の課題を明らかにできるように指導する
- 実習の全体的な評価，学習成果，臨地実習指導者の指導に対する学生の反応を実習先に伝える

11. 診療情報・実習記録の取り扱いについて

❶ 診療情報について

　診療情報について業務上知りうる人はそれを秘密にしなければならず，取り扱いにおいては守秘義務を遵守する．守秘義務は助産師に関しては「医療法」（第86条）と「刑法」（第134条1項）に，保健師・看護師に関しては「保健師助産師看護師法」（第42条の2，第44条の3）に規定されている．実習中，看護学生は患者の診療情報を容易に入手できる環境にあるため，看護学生にも守秘義務が生じる．

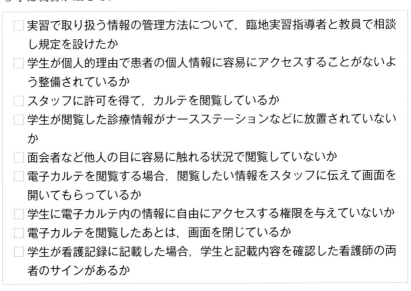

- ☐ 実習で取り扱う情報の管理方法について，臨地実習指導者と教員で相談し規定を設けたか
- ☐ 学生が個人的理由で患者の個人情報に容易にアクセスすることがないよう整備されているか
- ☐ スタッフに許可を得て，カルテを閲覧しているか
- ☐ 学生が閲覧した診療情報がナースステーションなどに放置されていないか
- ☐ 面会者など他人の目に容易に触れる状況で閲覧していないか
- ☐ 電子カルテを閲覧する場合，閲覧したい情報をスタッフに伝えて画面を開いてもらっているか
- ☐ 学生に電子カルテ内の情報に自由にアクセスする権限を与えていないか
- ☐ 電子カルテを閲覧したあとは，画面を閉じているか
- ☐ 学生が看護記録に記載した場合，学生と記載内容を確認した看護師の両者のサインがあるか

❷ 実習記録について

　実習記録の保管やプライバシー保護においても看護記録と同等の配慮が必要である．看護学生が作成した実習記録の管理責任は，教員および学生が負うが，学生の受け持ち対象者の個人情報流出に関する責任は，担当の臨地実習指導者や看護管理者にまで及ぶ場合がある．学生が実習期間中に知りえた情報について，守秘義務を遵守するよう指導する．

- ☐ 施設内に実習記録を作成する場所を確保したか
- ☐ 学生が個人情報を施設外に持ち出すことなく実習記録を作成できるようにするため，実習記録時間を確保したか
- ☐ 実習の目的以外で使用していないか
- ☐ 情報収集は適切に行われているか
  - ☐ 不必要な情報収集をしていないか
  - ☐ 個人的な興味，関心，心配を理由に情報を得ようとしていないか
- ☐ 記録用紙に個人を特定する情報(住所，氏名，生年月日，病院，病棟など)が記載されていないか
- ☐ 診療記録，実習記録を安易にコピーしていないか(コピーしている場合は，教員が責任をもってシュレッダーにかけるなどして処分する)
- ☐ コンビニエンスストアなど院外や学外でコピーしていないか
- ☐ 実習記録などを院外に持ち出す場合，紛失・散逸を防止するため，ファイルなどで管理しているか
- ☐ 実習終了後，不要となった記録物やメモ類はシュレッダーにかけたか
- ☐ 実習終了後の実習記録は教員が適切に保管し，学生が必要な場合に閲覧させているか

12. 臨地実習指導者の実践

❶ 学生を受け入れる準備

- 学習環境の整備と調整を行う
- 実習の目的・目標や方法などを把握し，スタッフへ伝達する
- 実習生の氏名と受け持ち対象者を周知する
- 臨地実習指導者間でも連携をはかり，学生が誰にでも相談できるようにする

❷ 受け持ち対象者の選定と協力依頼

- 実習目標の達成に適した受け持ち対象者をリストアップし提示する
- 教員とともに受け持ち対象者を決定する
- 学生が看護援助を行うことの了解を前もって受け持ち対象者(家族)から

> ### COLUMNS ▶ 看護記録の法的位置づけ
>
> 　看護者の記録には看護記録，助産録，指定訪問看護の提供に関する諸記録などがある．助産録については「保健師助産師看護師法」第42条で記録が義務づけられているが，そのほかの記録については法的な規定はされていない．看護記録は，「医療法施行規則」において「診療に関する諸記録は，過去二年間の病院日誌，各科診療日誌，処方せん，手術記録，看護記録，検査所見記録，エックス線写真，紹介状，退院した患者に係る入院期間中の診療経過の要約及び入院診療計画書とする」（第21条の5，第22条の3など）と法的に位置づけられている．また，2007年4月から，病院が備えておかなければならない記録に看護記録を加えることが，同規則に盛り込まれた．そのほか，日本看護協会の「看護業務基準」において「看護実践の一連の過程は記録される」と規定されており，看護記録の記載は看護者の責務として位置づけられている．
>
> 　なお，記録の保存期間は，病院（地域医療支援病院，特定機能病院）などの施設基準においては2年間，保険医療機関などの基準においては療養の完結の日から3年間と規定されている．しかし，継続して医療を提供するためには，記録は長期間にわたり保存することが望ましく，法令により規定されている記録の保存期間は最低ラインと考えられる．そのほかにも，看護記録は診療録と同様に法的に重要な証拠となることをふまえたうえで，保存期間を考慮する．訴訟となった場合，看護記録が残されていなかったりそれに不備があったりすると必要な観察や処置が行われていないと判断され，裁判時に必要な観察や処置を行ったと証言しても，証拠として認められず，責任を問われる可能性がある．

得ておく
- 教員とともに，または代理で受け持ち対象者（家族）に同意書の説明と意思確認を行う

❸ オリエンテーション

- 施設の特性，社会的役割
- 施設の構造
  - ・外来，放射線科，検査部，薬剤部などの診療部門
- 病棟の特徴

- 病棟の構造
  - ・浴室，トイレ，汚物処理室，リネン庫，器材庫
  - ・物品配置
  - ・器械の取り扱い
- 週間スケジュール
  - ・入浴，シーツ交換，カンファレンスなど
- 電子カルテなどの医療情報の管理方法
- 学生の記録作成場所，記録の保管場所
- スタッフや対象者への紹介

❹ 実習指導

　臨地実習の場での看護職者のロールモデルの存在が学生によい影響を与える．臨地実習指導者が学生にケアの実践モデル，専門職者の役割モデルとして機能してこそ臨地実習の意義がある．優れた看護が実践されている状況が，最高の教育となる．

Ａ 情報提供

- 学生に，受け持ち対象者の普段の様子や性格などについて情報提供する

Ｂ 行動計画・看護計画

- 看護計画が受け持ち対象者の個別性や状態をとらえた内容であるか確認し，助言する
- 行動計画がその日の受け持ち対象者の状態に適したものか判断し，助言する
- 行動計画に示された援助の必要性について学生に確認する

Ｃ 看護実践

- 患者の立場に立ち，実施条件を明確化し，看護ケアに責任をもつ
- 条件を整えて可能な限り学生が体験できるように，計画したケアについて学習状況を確認し，個別指導する
- 学生の看護実践に助言を与えたり，指導や監視をしたりし，時にともに援助を行う
- 直接ケアを通じて役割モデルとなる
- 学生と受け持ち対象者との関係を調整する

- 現場の看護実践で大切にしている価値観や考え方を学生に伝える

D 報告・記録

- 学生が実習時間内に行った看護実践や受け持ち対象者の反応に関する報告を受ける
- 学生の報告内容に対して臨地の立場から指導する
- 学生の実習記録を読み，助言やコメントを伝える

E カンファレンス

- カンファレンスに出席し，助言する
- カンファレンスは，学生のつまづきを理解し，学生の学習内容や到達度を把握・評価できる絶好の機会である

❺ 評価

実習目標と照らして学生の実習状況や態度など，評価のための情報をスタッフの意見も含め教員に提供する．

13. 事故発生時の対応および報告手続き

❶ 主な事故の種類と事故発生時の応急処置の流れ

A 受け持ち対象者の身体に関する事故

① 受け持ち対象者の障害の有無や安全の確認をする

② 可能な範囲で応急処置を行う

③ 周囲の人に応援を頼み，すみやかに臨地実習指導者および教員に報告する

B 学生の身体に関する事故

① 学生は直ちに臨地実習指導者および教員に報告する

② 教員は実習部署の責任者と連携をとり，その場の状況に対処し，必要に応じて受診させる

C 学生自身の移動時の事故

① 学生は直ちに実習部署の責任者および教員に報告する

② 学生から連絡を受けた教員は適切に指示（救急車の手配や警察への連絡

など)を行う

D 物品の破損・紛失に関する事故

① 学生は直ちに臨地実習指導者および教員に報告する

② 教員は実習部署の責任者と連携をとり，その場の状況に対処する

E 個人情報の流出・漏洩

① 学生は直ちに臨地実習指導者および教員に報告する

② 教員は実習部署の責任者と連携をとり，その場の状況に対処する

❷ 報告の流れ

- 実習施設内・実習施設外(通学時など)ともに，できるだけ学生本人が教員に連絡する
- 教員は，学生に事実を確認したうえで，連絡図(図3-1)に従い，適切な対応をすみやかに行う

❸ 事故報告書の作成・提出

- 事故報告書により学生，実習部署の責任者(実習施設)，施設担当責任者(学校)の対応などに問題がなかったかなどを含め，事故の原因や状況を振り返ることができる
- 教員または施設の臨地実習指導者の判断から必要と思われた場合，学生に提出を求める
- 教員も報告書を作成し，施設担当責任者に提出する．報告書は科目担当責任者が管理する(学校)
- 実習部署の責任者，看護管理責任者(実習施設)にも提出し，報告する
- 事故報告書が事故の再発防止に不可欠であることを学生のうちから理解させる
- 学生がそのときの状況や自己の判断について振り返るため，具体的に記載するよう指導する
- 今後の対策と自己課題を明確にする

事故報告書のフォーマット例を表3-3，3-4に示す．

〈学生が事故発生に気づいた場合〉

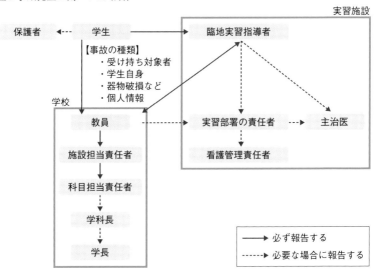

〈臨地実習指導者・担当者が事故発生に気づいた場合〉

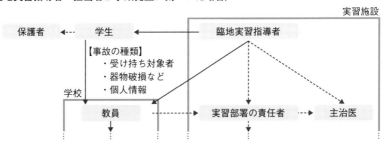

〈教員が事故発生に気づいた場合〉

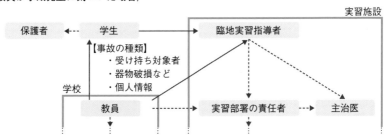

図 3-1　事故発生時における連絡図

（青森中央学院大学看護学部：2019 年度看護学実習要項，p15，2019 を修正）

表3-3　事故報告書(学生用)のフォーマット例

事故報告書	20○○年○月○日 学籍番号：○○○○○○○　　氏名：○○○○

1. 事故発生年月日・時間
   20○○年○月○日○○時○○分頃

2. 事故発生場所
   施設名：
   部署：

3. 事故の内容

4. 報告
   臨地実習指導者(担当者)への報告：○月○日○○時○○分
   教員への報告：○月○日○○時○○分

5. 事故発生時の状況と経過(いつ，どこで，誰が，どうなったのか，負傷の内容や程度など，事実を記載)

6. 事故発生の主な要因と今後の予防策(なぜ事故は起きたのか，どのようにすれば防げたか，今後起こさないためにはどうしたらよいと思うか)

表3-4　事故報告書(教員用)のフォーマット例

事故報告書	20○○年○月○日 教員氏名：○○○○　印

1. 事故発生年月日・時間
   20○○年○月○日○○時○○分頃

2. 事故発生場所
   施設名：
   部署：

3. 事故の内容

4. 学生の情報
   学籍番号：○○○○○○○，学生氏名：○○○○

5. 当該学生の実習状況，行動の特徴など

6. 事故発生時の状況と結果

7. 当該学生の反応と指導内容

8. 事後処理(いつ，誰に，何を，どうしたか，学生・実習部署の責任者・施設担当責任者の対応などを含め記入する)

9. その他

❹ 事故負担への対応

- 事故発生の要因の度合いに応じて事故負担は変わるため，学校・施設間で十分に協議したうえで，誠実に対応する

14. 大学と実習施設との関係

　大学の社会的使命は，看護実践の質の向上のための諸活動をすることである．大学と実習施設との関係は，単に実習協力依頼をするというものではない．施設の看護サービスの充実に向けて臨床看護師とともに方策を考えなくてはならない．臨床看護師の生涯学習を支援し，看護実践を改善するための研究を実施しながら，看護サービスを充実させる活動が求められる．臨床看護師が大学で学ぶ機会を提供すること，教員自身が実践の場に出向いて研究活動を続けることは，実習施設の看護サービスの充実と改革につながる．この活動は，教員の看護実践能力，教育・研究能力の向上にとどまらず，学生に看護学追究の価値を示すことができる．

文献

1）佐藤みつ子，ほか：看護教育における授業設計 第4版，医学書院，2009
2）矢野章永（編）：看護学教育 臨地実習指導者実践ガイド，医歯薬出版，2011
3）足立はるゑ，ほか：ワークシートで指導と評価がラクラクできる！ 臨地実習指導サポートブック，メディカ出版，2011
4）青森中央学院大学看護学部：2019年度看護学実習要項，2019
5）安酸史子（編）：経験型実習教育—看護師をはぐくむ理論と実践，医学書院，2015
6）大学における看護系人材育成の在り方に関する検討会：看護学教育モデル・コア・カリキュラム—「学士課程においてコアとなる看護実践能力」の修得を目指した学修目標，文部科学省，2017
7）田中美穂，ほか：看護学生のための実習の前に読む本，医学書院，2015
8）古橋洋子（編）：はじめて学ぶ看護過程，医学書院，2017
9）看護学教育の在り方に関する検討会（2002）：大学における看護実践能力の育成の充実に向けて Ⅲ臨地実習指導体制と新卒者の支援，文部科学省，https://www.mext.go.jp/b_menu/shingi/chousa/koutou/018/gaiyou/020401c.htm［2020年8月24日アクセス］

（松島正起）

第4章

看護教員にとっての研究

1. 看護教員としての自己研鑽

❶ 自己研鑽の必要性

看護者には，免許取得後も専門職としての自己研鑽の継続が求められている（「保健師助産師看護師法」第 28 条の 2）．

また，急速な社会情勢の変化により，社会における看護への期待は一層高まっており，地域包括ケアの推進や多様な対象や生活モデルを重視した看護，実践的，高度かつ専門的な知識や技術をもった看護師の活躍が求められている．

看護教育の場においても，質の高い人材育成，特に高い臨床判断力（臨床推論）の修得が期待されている．よって，看護教員としてはこれらの状況をふまえて教育内容・方法を検討し，多様な機会を活用して自己を研鑽し，看護教育に活かすことが必要である．

❷ 自己研鑽の方法

看護教員の自己研鑽には，次のような方法が挙げられる．

A 教材研究

- 講義で取り上げる題材や方法についての検討
- 学生観の把握（学年，男女の比率，クラスの特性など）やレディネス（既習内容，習熟度）の把握
- 講義のねらいや目標の設定

B 授業評価

- 教員相互の授業参観および授業評価
- 教育方法改善のための授業検討会や講演会の開催

C 看護研究

- あらゆる看護（看護教育を含む）の対象や場面において，未知の事柄や問題を科学的な方法で探究し，明らかにすること
- 看護実践の一般化・理論化・概念化
- 既知の看護理論のもたらす看護実践への貢献について明らかにすること

D ユニフィケーション

- 看護実践や看護教育の質の向上のために行う，看護の実践・教育・研究面での施設と連携した共同研究

E 学会や研修会などへの入会および参加

- 専門・関連分野の情報の収集
- 専門職としての自己の育成
- 研究成果の発表など

F その他

- 職能団体委員やNPO法人設立などの活動

2. 看護研究とは

❶ 看護研究の意義および必要性

- 看護実践の質の向上，EBN（evidence-based nursing）に基づいたケアの提供
- 人々の健康状態の改善，QOLの向上に寄与
- 看護学の発展に寄与

❷ 研究のステップ

研究のステップは，図4-1のような流れで表される．

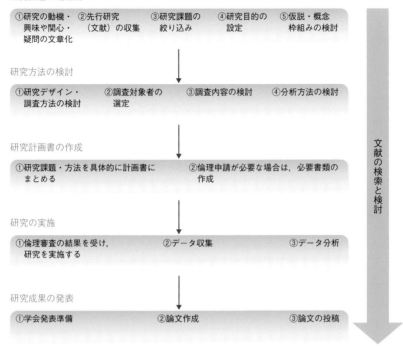

研究課題の明確化

| ①研究の動機・
興味や関心・
疑問の文章化 | ②先行研究
（文献）の収集 | ③研究課題の
絞り込み | ④研究目的の
設定 | ⑤仮説・概念
枠組みの検討 |

研究方法の検討

| ①研究デザイン・
調査方法の検討 | ②調査対象者の
選定 | ③調査内容の検討 | ④分析方法の検討 |

研究計画書の作成

| ①研究課題・方法を具体的に計画書に
まとめる | ②倫理申請が必要な場合は，必要書類の
作成 |

研究の実施

| ①倫理審査の結果を受け，
研究を実施する | ②データ収集 | ③データ分析 |

研究成果の発表

| ①学会発表準備 | ②論文作成 | ③論文の投稿 |

文献の検索と検討

図4-1　研究のステップ

A 研究課題の明確化

- 研究課題の明確化のための概念枠組みの検討：解決したい疑問や問題が
どのようになっているかを推測し，概念間の関係や関連を図式化・構造
化する
- 仮説の設定：研究からどのような結論が導き出されるかについて考えた
「仮の結論」のこと．修飾語を使用せず，語尾を言い切る（たとえば，「○
○だから，こうなる」「○○を実施すると，△△のようになる」など）

B 文献の検索と検討

　文献の検索と検討は，これから実施する研究の独自性の確認や研究動向の
把握，理論的枠組みや設定しようとしている仮説の検討，研究アイディアの
参考など，研究のあらゆる場面において重要な過程となる．

原著論文	：独創性・新規性・理論性などに優れた論文で，看護学の知識として意義のあるもの
論　　壇	：看護学に関する問題や話題のなかで今後の方向性を示すような提言
総　　説	：特定のテーマについて，さまざまな側面からの知見の収集や文献検討による概説や考察
研究報告	：研究資料として意義があり，今後の研究方法や看護学の発展に寄与するとされるもの
事例報告	：特殊なまたは個別の事例を対象とし，今後のケアの参考となるもの
短　　報	：最新の知見として周知する意味のあるもの

図4-2　内容からみた文献の種類
（古橋洋子：基本がわかる看護研究ビギナーズ NOTE, p39, 学研メディカル秀潤社, 2020 をもとに筆者作成）

a）文献の種類

文献の種類を**図4-2**に示す.

- 一次文献：雑誌や書籍などに掲載された記事（論文など）
- 二次文献：一次文献を検索するための資料（文献目録，文献索引，データベースなど）

b）文献検索の手順

文献検索の手順を**図4-3**に示す.

c）文献の読み方

文献の読み方における留意点としては，下記が挙げられる.

- 基本的な文献を見落とさない
- 原則として原著論文を読む
- 文献全体を読む（① 文献の読み進め方）
- 文献を盲信せず，批判的に読む〔② クリティーク（critique）の視点〕
- 文献はさまざまな角度（関連分野，キーワードなど）から検索する

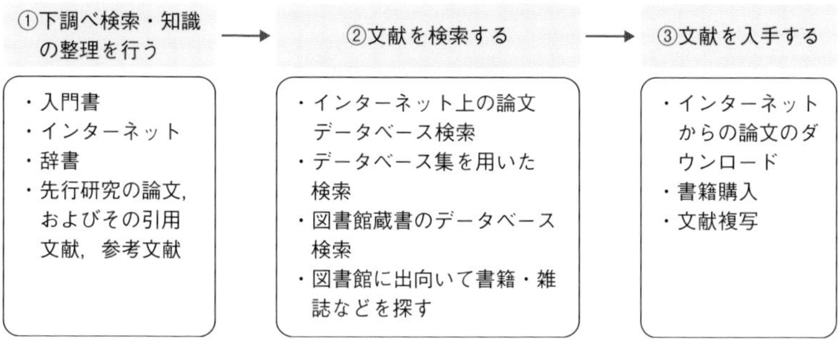

図4-3　文献検索の手順
〔早川和生：看護研究の進め方 論文の書き方 第2版(JJNスペシャル)，p48. 医学書院，2012をもとに筆者作成〕

① 文献の読み進め方

・研究成果が集約されている「結論」を最初に読む

・読む順序は「結論」→「序論」「目的」→「方法」→「結果」「考察」とする

② クリティーク(critique)の視点

・文献の独自性や限界をとらえながら，批評的かつ分析的に読む

・文献の論理性に注意して読み，「目的」→「結果」→「考察」→「結論」に一貫性・整合性があるか確認する

d) 文献リストの作成

● 収集した関連文献は，内容を確認してリストを作成しておくとよい

● 発行年度の古い文献から最新の文献へと積み上げていくと，リストのもれをなくすことができる

● Word もしくは Excel などのソフトでリストを作成しておくと，追加や削除が容易になる

● 研究内容によっては，カテゴリー別(キーワード別など)に文献リストを作成してもよい

e) 文献検索ツール

代表的なものを**表4-1**に示す.

■C■ 研究計画書の作成

研究計画書の記載内容例を**表4-2**に示す.

a) 看護研究における倫理的配慮

看護研究は多くの場合，人を対象にして行われ，ケアの受け手からデー

タを得ることが多い．よって，データ収集・介入時および研究成果を発表するときなどに，対象者の人権を尊重，擁護するための配慮（倫理的配慮）が必要である．

　また，対象者に対して倫理的配慮を明確にして研究を実施することは，研究者の（看護学・看護実践の発展に寄与するための）権利を守るためにも必要である（「看護研究における倫理」参照，p74）．

b）倫理審査申請と審査の流れ

　人を対象とする研究においては，研究実施に先立ち各大学などの研究倫理委員会の審査を受け，「承認」を得る必要がある．

　倫理審査申請と審査の流れを**図4-4**に示す．

表4-1　代表的な文献検索ツール

論文データベース検索
・最新看護索引Web（http://www.nurse.or.jp/nursing/education/library/sakuin/index.html） ・CiNii（http://ci.nii.ac.jp/） ・医学中央雑誌Web（http://www.jamas.or.jp/） ・PubMed（https://pubmed.ncbi.nlm.nih.gov/）
図書館（日本看護協会，国立国会図書館，学内図書館など）の蔵書検索
・国立国会図書館サーチ（http://iss.ndl.go.jp） ・NDL ONLINE（http://ndlonline.ndl.go.jp）など
各省庁のデータベースや報告書などの検索

COLUMNS ▶ **偉大なる「PubMed」**

　1997年6月，米国国立医学図書館（NLM）において誕生した「PubMed」（インターネットによるデータベース提供）は，2020年春から新しいバージョンの「PubMed」となり，携帯電話やタブレットからも利用可能となった．3,000万件を超える生物医学文献へのアクセス，検索結果の保存や共有など，研究者の多様なニーズに応えることができるようになった．

表 4-2　研究計画書の記載内容例

所属および研究者氏名
・研究責任者(もしくは発表者)を筆頭にし，以降は研究実施への貢献度順に記載する

研究テーマ
・研究の内容が明確にわかること ・主な用語(概念や変数)が入っていること ・必要なキーワードが盛り込まれていること ・字数は 25 字以内が望ましい

研究の動機
・十分な文献検索に基づいていること 　何がどこまで明らかになっているかや，先行研究と本研究の位置づけを明確にする ・研究の意義および必要性が記載されていること 　なぜこの研究が必要か，どのような結果が期待できるのかなどを記載する ・研究を実施することで臨床に貢献・寄与できること

研究の目的
・何を研究しようとしているのか(明らかにしたいのか)を簡潔に記入する

仮説・概念枠組みの設定

研究方法(期間，対象，方法など)
・5W1H(いつ，どこで，誰が，何を，どのように実施するのか)を意識した記載内容であること ・研究期間 ・研究対象 ・研究デザイン ・データの収集方法(誰が，どのようにしてデータを収集するのか，具体的な手法と手順) ・データの分析方法(量的研究，質的研究の場合に用いる分析方法) ※既存の尺度(質問紙など)を使用する際は，作成者の許諾を得ておく 　(直接連絡し許諾を得たうえで，出典としても記載する)

倫理的配慮(p74)
・研究同意書(承諾書)を添付する(p76)

研究スケジュール(タイムスケジュール，役割分担)
・研究の時間的制約を考慮した，実現可能なスケジュールであること ・文献検索から，研究計画書の作成，研究の実施，データ分析，研究成果の発表(論文執筆，学会発表など)までのおおよその期日をスケジュールに記載する

引用・参考文献
・文献リスト(p65)から，この研究の核となる文献を記載する ・引用した文献は，その引用部分を明確に示し，記載欄に記す(p74)

〈学内で倫理審査を受ける場合〉

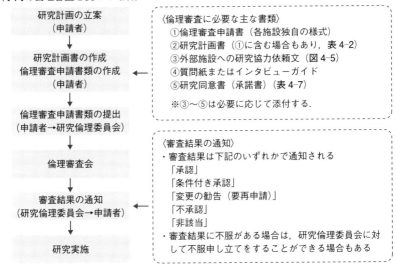

研究計画の立案
（申請者）

↓

研究計画書の作成
倫理審査申請書類の作成
（申請者）

←

〈倫理審査に必要な主な書類〉
　①倫理審査申請書（各施設独自の様式）
　②研究計画書（①に含む場合もあり，表4-2）
　③外部施設への研究協力依頼文（図4-5）
　④質問紙またはインタビューガイド
　⑤研究同意書（承諾書）（表4-7）

　※③〜⑤は必要に応じて添付する．

↓

倫理審査申請書類の提出
（申請者→研究倫理委員会）

↓

倫理審査会

↓

審査結果の通知
（研究倫理委員会→申請者）

←

〈審査結果の通知〉
・審査結果は下記のいずれかで通知される
　「承認」
　「条件付き承認」
　「変更の勧告（要再申請）」
　「不承認」
　「非該当」
・審査結果に不服がある場合は，研究倫理委員会に対
　して不服申し立てをすることができる場合もある

↓

研究実施

〈学外施設で倫理審査を受ける場合〉

研究計画の段階から，学外施設の研究倫理委員会の開催日程（約1回/月）
をふまえて，必要書類を準備する

↓

申請から研究実施までの流れは，〈学内で倫理審査を受ける場合〉に準じ，
書類の提出先は学外施設の研究倫理委員会となる

↓

必要書類は，学外施設の研究倫理委員会の所定の様式に基づいて作成する

↓

申請から審査結果の通知までに要する期間は，施設により異なる

図4-4　倫理審査申請と審査の流れ
（青森中央学院大学研究倫理委員会：研究倫理審査申請の手続き，青森中央学院大学，2014より
転載，筆者一部加筆）

D 研究の実施

　研究の実施にあたって，研究協力が必要な場合は依頼文を作成する（図4-5）．

E 研究成果の発表

　研究成果の発表方法には，学会での発表（口演・示説）や学術雑誌への投稿
などがある．

　学会発表の流れを図4-6に示す．

```
                                              20○○年○月○日

施設名
利用者・患者名　様
所属長　○○○○　様   }←─ 対象によって選択
○○職員各位

                                              ○○大学・○○学科
                                              職名・○○○○

               ○○研究に関する調査協力の依頼

拝啓　○○の候，ますますご清祥のことと存じます．
平素より本学の教育・研究等についてご理解ならびにご協力を賜りまして誠にありがとう
ございます．

(研究目的・主旨などを記載)
(対象者選択の理由を記載)

お忙しいところ，誠に申し訳ございませんが，本研究へのご理解ならびにご協力をお願い
申し上げます．
                                              敬具

                     記
 1．研究者氏名：
 2．研究課題：
 3．対象者(人数)：
 4．調査期間：
 5．調査方法：
 6．倫理的配慮(表4-7)：
 7．連絡先：研究責任者氏名　○○大学・○○学科　　Tel，Fax，E-mail

※必要に応じて，調査用紙，研究同意書(承諾書)，インタビューガイドなどを添付する．
```

図4-5　研究協力依頼文のフォーマット例

a) 学会発表準備

① 抄録の作成

- 各学会の抄録作成要項(要領)を確認し，記載もれのないように作成する
- 抄録がオンライン入力形式の学会も多くあるため，事前に下書きなどをして手元に控えが残るようにしておくとよい

② 発表資料の作成

- 口頭発表：PowerPoint にてスライドを作成し，それに基づいて原稿を

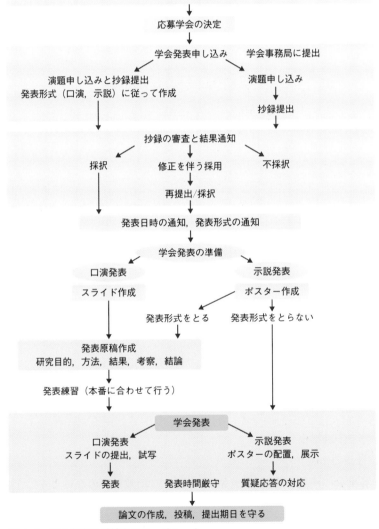

図4-6　学会発表の手続きフローチャート
（古橋洋子：基本がわかる看護研究ビギナーズ NOTE, p113, 学研メディカル秀潤社,
2020 より転載）

読む
- 示説発表：ポスター発表．規定のサイズのポスターを作成し，必要に応じて説明を加える

　口頭・示説発表のいずれにおいても，各学会の発表者用サイトを確認して資料を作成する．

　PowerPoint を用いた効果的なポスター作成が学べる参考文献としては，下記のようなものが挙げられる．

- 『基本がわかる看護研究ビギナーズ NOTE』〔古橋洋子（著），pp111-116，学研メディカル秀潤社，2020〕
- 『看護実践研究・学会発表のポイント Q&A 上巻 研究テーマの選択から学会発表へ』〔公益社団法人日本看護協会（編），日本看護協会出版会，2013〕
- 『基礎から学ぶ楽しい学会発表・論文執筆』〔中村好一（著），医学書院，2013〕
- 『系統看護学講座 別巻 看護研究』〔坂下玲子他（著），医学書院，2016〕
- 『よくわかる看護研究の進め方・まとめ方 第 3 版』〔横山美江（編著），医歯薬出版，2017〕
- 『看護師のためのこれならわかる！伝わるレポート・論文の書き方』〔福富馨（著），ナツメ社，2018〕

**COLUMNS ➤ 効果的なプレゼンテーションのために
　　　　　 ─口頭発表の準備**

　発表原稿の作成は，学会の発表者用サイトを確認したうえで行う．
　伝え方の工夫としては，理解しやすい速度（1 分間 300 字程度）で話すことや，1 つの文を短めにすること，話し方にメリハリをつけることなどが挙げられる．
　予行演習においては，当日の発表時間に合わせて練習し，発表内容・速度について助言を受ける．また，質疑応答の準備として，質問内容をあらかじめ予測してそれに備えたり，根拠となる資料やデータ集を持参したりするとよい．

- デジタルポスター：PowerPoint で規定枚数の発表資料を作成し，学会開催の約1〜数か月前までにオンラインで登録する．当日は，大画面モニターに映し出された PowerPoint に基づいて発表する．

b) 論文作成

論文は構成と執筆順序を意識しながら作成する(表4-3).

研究結果は，グラフなどを用いて記載するとわかりやすい．代表的なグラフの種類と特性を**表4-4**に示す．それぞれのグラフの特性をふまえたうえで，結果をより明瞭に表すことのできるグラフを選択する．

c) 論文の投稿

各学会誌などの投稿規定に基づいて論文を執筆し，投稿する．文献の記載方法の一例を**表4-5**に示す．

表4-3　論文構成

論文構成	記載ポイント	執筆順序
表題	論文の内容を的確かつ簡潔に表すものにする．一文で論文の主旨を表現しにくい場合には，副題(サブタイトル)をつける	7
要旨	研究の目的，方法，対象，結果，結論を 400 字以内にまとめる	8
キーワード	論文の内容を 5 語以内で表す	6
はじめに	研究の動機や問題背景，文献検討により現在どの程度のところまで明らかになっているかなどを記載する．文献的考察を加えながら，論文内容の予備知識を与えるものである	3
目的	この研究で明らかにしたいことを端的に記載する	
研究方法	研究期間，研究対象，研究方法および内容，分析方法，倫理的配慮について，再現性を考慮しながら詳細かつ具体的に記載する	4
研究結果	結果を客観的に述べる箇所である．図表にまとめ，簡潔，明瞭，具体的に記載する(**表4-4**)	1
考察	研究結果に基づいて自分の考えや文献的考察を論じる	2
結論	はじめにから考察までを箇条書きなどにし，簡潔かつ明瞭に記載する． 結果から導き出された提案を行う．「はじめに」と「結論」ではその内容に「ずれ」があってはならない	5

(古橋洋子：基本がわかる看護研究ビギナーズ NOTE，学研メディカル秀潤社，pp107-109，2020 をもとに筆者作成)

表 4-4　グラフの種類と特性

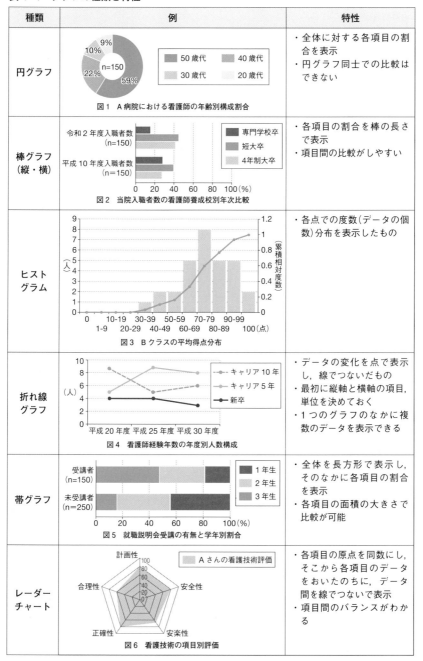

種類	例	特性
円グラフ	図1　A 病院における看護師の年齢別構成割合	・全体に対する各項目の割合を表示 ・円グラフ同士での比較はできない
棒グラフ (縦・横)	図2　当院入職者数の看護師養成校別年次比較	・各項目の割合を棒の長さで表示 ・項目間の比較がしやすい
ヒスト グラム	図3　B クラスの平均得点分布	・各点での度数(データの個数)分布を表示したもの
折れ線 グラフ	図4　看護師経験年数の年度別人数構成	・データの変化を点で表示し,線でつないだもの ・最初に縦軸と横軸の項目,単位を決めておく ・1 つのグラフのなかに複数のデータを表示できる
帯グラフ	図5　就職説明会受講の有無と学年別割合	・全体を長方形で表示し,そのなかに各項目の割合を表示 ・各項目の面積の大きさで比較が可能
レーダー チャート	図6　看護技術の項目別評価	・各項目の原点を同数にし,そこから各項目のデータをおいたのちに,データ間を線でつないで表示 ・項目間のバランスがわかる

表4-5　文献の記載に必要な要素

雑誌の場合
● 著者名：表題名，雑誌名，巻(号)：頁，西暦年次.
例)樋口康子：人間に対する看護の視点を求めて，看護展望，10(2)：117-121，1985. 例)Tanner CA, Benner P, Chesla C, Gordon DR：The phenomenology of knowing the patient, Journal of Nursing Scholarship, 25(4)：273-280, 1993.

単行本の場合
● 著者名(編集者名)：書名(版)，頁，発行所，西暦年次.
例)河野博臣：死の臨床，pp30-36，医学書院，1989.

翻訳本の場合
● 原著者名：原書名(版)，原書発行所，原書発行年次／翻訳者名：翻訳書名，翻訳書の引用頁，翻訳書発行所，翻訳書発行年次.
例)Fry ST, Johnstone MJ：Ethics in Nursing Practice：A Guide to Ethical Decision Making, 3rd edition, Wiley-Blackwell, 2008／片田範子・山本あい子(訳)：看護実践の倫理—倫理的意思決定のためのガイド 第3版，pp49-63，日本看護協会出版会，2010.

インターネットからの情報などの引用
● 情報提供元(西暦)：情報(資料)名，URL[情報(資料)取得年月日]
例)厚生省(1997)：健政発第1075号厚生省健康政策局長通知　情報通信機器を用いた診療(いわゆる「遠隔診療」)について，https://www.mhlw.go.jp/bunya/iryou/johoka/dl/h23.pdf[2013年8月26日アクセス]

3. 看護研究における倫理

❶ 看護倫理とは

参考文献として次のような綱領が挙げられる.
- ・「ICN看護師の倫理綱領」〔日本看護協会(訳)，2012〕
- ・「看護者の倫理綱領」(日本看護協会，2003)

❷ 倫理的配慮とは

　研究の対象となる人々の人権を尊重，擁護するための配慮を倫理的配慮という．看護研究の実施においては，研究の全過程で看護ケアの提供者として，また研究者として対象となる人々の権利を尊重，擁護しなければならない．看護実践上の倫理的概念としては，「アドボカシー」「責務」「協力」「ケ

アリング」が普及している.

　また,看護研究の指針となる倫理原則として,代表的なものの1つに,ICN が提唱する「看護研究のための倫理のガイドライン」がある.本ガイドラインにおいては,「善行」「無害」「誠実」「公正」「秘密保持」といった倫理の原則とともに,被験者の権利(不利益を受けない,情報の公開,自己決定,プライバシー,匿名性の確保など)や易被害性(上下関係が生じることにより強制力が働くこと)への配慮などが掲げられている.

　看護研究の実施に際して,特に対象者選定,研究説明および同意のとり方などについて配慮を必要とする対象者(傷つきやすい立場の対象者)としては表4-6に示すようなグループが想定される.

　倫理的配慮をふまえた研究同意書(承諾書)の記載内容については,表4-7に示す.

表4-6　慎重な配慮を必要とする研究対象者

可能性のある研究対象者	対応
[法的,倫理的に本人からインフォームド・コンセントを得ることが難しい場合] 新生児・乳幼児・児童 精神障害または情緒障害者	・可能な限り本人から同意を得る ・本人から同意を得ることが不可能あるいは困難な場合は,あらかじめ倫理審査委員会による審査,承認を経て代諾者(保護者もしくは法的な後見人)から同意を得る
[理解力あるいは判断力が十分であるかどうかの判断が必要となる場合] 重病またはコミュニケーション能力に障害がある者 認知症を患う高齢者	
[自由な意思で決断することが難しい場合] 社会的弱者 施設入所者 患者・学生・スタッフ	・直接利害関係のある人が研究の説明,承諾に携わらない ・不利益を被ることなく,研究参加を拒否できるような配慮を行う
[研究に参加することの利益とリスクに慎重な判断が要される場合] 妊婦(胎児) 高齢者 終末期患者	・研究への参加中,必要な健康が維持されるよう努める ・いつでも研究参加を拒否できる権利を保障する

〔Polit DF, et al : Nursing Research : Principles and Methods, 7th edition, Lippincott Williams & Wilkins, 2004 ／近藤潤子(監訳):看護研究 原理と方法 第2版,pp157-158,医学書院,2010ならびに日本看護協会:看護研究における倫理指針,p17,2004をもとに筆者作成〕

表4-7　倫理的配慮をふまえた研究同意書（承諾書）の記載内容

1.　研究の目的・意義 2.　研究方法・期間	→研究に関する 　情報の提供
3.　研究への参加・協力の自由意思	→権利の尊重
4.　研究への参加・協力の拒否権 　・研究の参加に同意した場合であっても，いつでも取りやめることができること 　・研究の参加を取りやめることによって不利益を受けないこと	→不利益を受けない権利
5.　プライバシーの保護 　・得られたデータは，記号化・コード化して個人が特定されないようにすること 　・研究者以外による素データ（回収した質問紙含む）の閲覧を禁じること 　・得られたデータは当該研究以外の目的に使用しないこと 6.　個人情報の保護の方法 　・データは保管庫などで厳重に管理し，研究終了時はシュレッダーなどで適切に破棄すること 　・個人を特定するような分析や公表をしないことを保障すること	→プライバシー・個人情報保護
7.　介入研究・評価研究の場合には，具体的な介入（・評価）方法の記述 8.　データの収集方法（協力依頼内容，所要時間） 9.　研究に参加・協力することにより期待される利益（研究対象者，社会）	→研究に関する 　情報の提供
10.　研究に参加・協力することにより起こりうる危険ならびに不快な状態とそれが生じた場合の対処法	→不利益を受けない権利
11.　研究中・終了後の対応 　（研究中） 　・データ収集方法を変更する場合には再度研究計画書を作成し，再審査を受けること 　・対象者に病状悪化などのネガティブな影響が見出された場合には研究者側から直ちに研究を中止し，すみやかに必要な対応を行うこと 　・通常の職務遂行と研究活動における自己の役割や権限を明瞭に区別すること 　（終了後） 　・データ収集後も対象者が研究に参加したことによる不利益を受けないよう最善を尽くすこと 　・データ収集後も，対象者の疑問に答えること 　・介入研究によって新たな看護方法などが有効であることが判明した場合には，すみやかに対照群に有効な看護を実施すること 12.　研究結果の公表方法 13.　研究同意書へのサインが不可能あるいは困難な場合には，その理由と代諾者の選定方針 14.　研究を行う看護者および研究責任者の氏名，所属，職名，連絡先，連絡方法 15.　日付および研究対象者の署名欄	→研究に関する 　情報の提供

研究同意書（承諾書）は同じものを2通作成し，研究対象者と研究を行う看護者の双方が保管できるようにする．

（日本看護協会：看護研究における倫理指針，p5，2004をもとに筆者作成）

4. 看護教員としての研究実施上の留意点

❶ 学生を研究対象とした場合

- 看護教員は，学生への看護教育提供や質の保証，権利の擁護を本務とするため，研究実施を優先させることにより，教育方法や内容などに影響があってはならない
- 学生の教育を受ける権利が脅かされてはいけない
- 教員(成績評価者)−学生間には利害関係があるため，学生側は研究協力に関して拒否しにくいことに留意する
- 研究協力の主旨や倫理的配慮などの説明，同意のとり方(説明者，同意書の回収など)は，利害関係が及ばない研究者が担当することが望ましい．それが不可能な場合には，可能な限り客観性や中立性などを考慮した方法を選択し対応する
- 文献検討により，研究の意義や必要性を明確に示すことが必要である
- 対象となる学生の言動を，常に慎重に確認することが重要である
- 学生の実習記録などを研究対象とする場合は，情報収集の手続きや記録などの取り扱いが通常と異なる．実習承諾書(同意書)の内容や方法の整備，記録類の保管などについて学科内・学内で統一された認識，方法に基づいて実施する

　下記に挙げる指針も参考となる．

COLUMNS ▶ **所属する施設に倫理審査委員会がない場合**

　　学会員であることなどの条件もあるが，個々の学会には倫理審査委員会が設置されていることが多い．たとえば，日本看護科学学会は「学会員が所属する機関に研究倫理審査委員会がない場合，あるいは看護研究を扱っていない場合」に審査を行う研究倫理審査委員会を設けている．

　　人を対象とした研究を行う際には，所属する施設に倫理審査委員会がない場合でも，第三者による倫理面からの研究計画の評価を事前に受ける努力が望まれる．

　・「看護研究における倫理指針」(日本看護協会, 2004)
　・「看護学教育における倫理指針」(日本看護系大学協議会・看護学教育
　　研究倫理検討委員会, 2008)

❷ 患者および一般の人々を研究対象とした場合

参考文献として次のような綱領, 指針が挙げられる.
　・「ICN看護師の倫理綱領」〔日本看護協会(訳), 2012〕
　・「看護者の倫理綱領」(日本看護協会, 2003)
　・「看護研究における倫理指針」(日本看護協会, 2004)

❸ 利益相反(COI:conflict of interest)とは

　企業等から外部資金を得て共同研究を実施した際に, 研究者の研究成果である公的な利益(業績)と企業の営利目的のための(私的)利益が発生する. 研究における利益相反とは, その研究過程において公正な判断がなされたのか, 対象者の権利や安全性が確保されたのかなどの疑念を招く事態をいう.

　よって, 各看護系学会においては, 成果発表の場において利益相反の状態を申告することを求めている. 論文投稿, 演題登録や発表資料作成の際には, 各学会規定を確認する必要がある.

5. 学生への研究指導上の留意点

- 看護学生による研究の第一歩は, 各実習で受け持った事例に関するケースレポートである. 看護展開におけるさまざまな関連因子を根拠に基づいて丁寧に結びつけ(関連図), 実施したケアを振り返ることによって, 学生の論理的な思考につなげる.
- ケースレポートの手始めとしては, 患者の状態やケアの実施・反応などを時系列に沿って関連図などに整理させ, 活用させるとよい.
- ケースレポートにまとめる際は, 形式・構成(「はじめに」「事例紹介」「看護の実際」「考察」「結論」「文献」)や枚数を示すとともに, 看護問題の解決のためのケアを中心に, 客観的・簡潔な文章を記載し, 図表を活用させるようにする. ケア場面の分析や実践したケアの振り返りについては文献を

活用(意味づけ)して記述することを指導する.

- 本章を参考に,抄録,プレゼンテーション資料,ケースレポートの本文の作成について指導する.ただし,学生によっては,抄録,プレゼンテーション資料を先に作成させ,後にレポートとして文章化する方法が,論旨の一貫性・整合性につながり,有効な場合がある.
- ケースレポートの作成,看護研究のいずれの場合においても,学生の主体性を重視しつつ,有効な助言と軌道修正を行う.

COLUMNS ▶ 何はともあれ「Wikipedia」?

現在,インターネット上には情報資源が溢れており,学生も容易にそれを利用しがちである.レポートの文献名に,最も活用しやすいWikipedia(利用者により自由執筆された百科事典様サイト,無料)と記載されているものもあり,その判断力の欠如には閉口してしまう.

インターネットから情報を得る際には,その正確さ(accuracy),権威(authority),客観性(objectivity)などを重視しなければならない.

COLUMNS ▶ ミスコンダクトとは

「不正行為」を指し,社会規範から逸脱した非倫理的行為のことをいう.論文執筆におけるミスコンダクトとしては,①(データの)捏造,②(資料や研究結果などの)改ざん,③(研究アイディアやデータなどの)盗用が挙げられる.

業績至上主義がもたらす,研究者としてあるまじき行為である.研究者である自分に,そして自分の研究に誠実であらねばならない.

COLUMNS ▶ **「個人情報」≠「プライバシー」!?**

　「個人情報」とは，「生存する個人に関する情報」（「個人情報の保護に関する法律」第 2 条，2003 年 5 月 30 日公布，2020 年 6 月 12 日公布（令和 2 年法律第 44 号）改正）と規定されているが，「プライバシー」については厳密な規定はなく，その定義はあいまいである．あえていうなら，「侵されることのない個人の私的領域（身体活動，精神活動，表現活動，存在空間など）」と定義することができることから，「個人情報」は提供することを許された「プライバシー」の一部と理解できる．

　「個人情報の保護」＝「プライバシーの保護」ではない．研究実施の際には，個人情報に対する配慮だけではなく，貴重な私的領域を提供してくれる対象者に対する配慮（インフォームド・コンセントや権利の尊重，擁護など）も必要である．

文献

1) 古橋洋子：基本がわかる看護研究ビギナーズ NOTE，学研メディカル秀潤社，2020
2) 保健師助産師看護師法〔1948 年 7 月 30 日公布，2018 年 6 月 27 日公布（平成 30 年法律第 66 号）改正〕
3) 文部科学省：大学審議会答申「21 世紀の大学像と今後の改革方策について」（1998 年 10 月）
4) 厚生労働省：今後の看護教員のあり方に関する検討会報告書（2010 年 2 月）
5) Polit DF, et al : Nursing Research : Principles and Methods, 7th edition, Lippincott Williams & Wilkins, 2004 ／近藤潤子（監訳）：看護研究―原理と方法　第 2 版，医学書院，2010
6) 小笠原知枝，ほか：これからの看護研究―基礎と応用　第 3 版，ヌーヴェルヒロカワ，2012
7) 日本看護協会：看護研究における倫理的配慮に関する提言，1994
8) 日本看護協会（訳）：ICN 看護師の倫理綱領，2012
9) 日本看護協会：看護者の倫理綱領，2003
10) 日本看護協会：看護研究における倫理指針，2004
11) 日本看護系大学協議会・看護学教育研究倫理検討委員会：看護学教育における倫理指針（改訂版），2008
12) Fry ST, et al : Ethics in Nursing Practice : A Guide to Ethical Decision Making, 3rd edition, Wiley-Blackwell, 2008 ／片田範子，ほか（訳）：看護実践の倫理―倫理的意思決定のためのガイド　第 3 版，日本看護協会出版会，2010
13) 日本看護研究学会倫理委員会：日本看護研究学会「研究倫理委員会」報告，日本看護研究学会雑誌，33：139-143，2010
14) 秋ゆたか：サクサク看護研究― AKI 先生の転ばぬ先の杖，中山書店，2006
15) 足立はるゑ：看護研究サポートブック　改訂 3 版，メディカ出版，2012
16) Holloway I, et al : Qualitative Research in Nursing, 2nd edition, Blackwell Science, 2002 ／野口美和子（監訳）：ナースのための質的研究入門―研究方法から論文作成まで　第 2 版，医

学書院, 2006

17)山崎茂明, ほか：看護研究のための文献検索ガイド 第4版, 日本看護協会出版会, 2010

18)高木廣文, ほか：エビデンスのための看護研究の読み方・進め方, 中山書店, 2006

19)西條剛央：研究以前のモンダイ—看護研究で迷わないための超入門講座(JJN スペシャル), 医学書院, 2009

20)早川和生：看護研究の進め方—論文の書き方 第2版(JJN スペシャル), 医学書院, 2012

21)青森中央学院大学研究倫理委員会：研究倫理審査申請の手続き, 青森中央学院大学, 2014

22)佐藤雅昭：流れがわかる学会発表・論文作成 How To 改訂版—症例報告, 何をどうやって準備する？, メディカルレビュー社, 2011

23)川村佐和子(編)：看護研究(ナーシング・グラフィカ 基礎看護学④), メディカ出版, 2013

24)箕浦とき子, ほか(編)：看護職としての社会人基礎力の育て方—専門性の発揮を支える3つの能力・12の能力要素, 日本看護協会出版会, 2013

（玉熊和子）

第 5 章

授業に使える
コミュニケーションの技法

1. なぜ，コミュニケーションの技法が大切なのか

看護師は，人と接する職業である．看護師を育成する看護教員自身が人に興味をもち，1人ひとりの学生にコミュニケーション技術を駆使して教育する必要がある．この技法を授業・演習・臨地実習に生かし活用できるように工夫してほしい．

2. コミュニケーションの技法

❶ 初対面で人の心をつかむ方法

初対面で与える印象は話の進め方に影響を及ぼす．会話を発展させるという点においても，自分の態度には細心の注意を払い，相手の心をつかむように意識する．初対面で人の心をつかむ方法を以下に示す．

- 第一印象に気を配る

COLUMNS ➤ communication の語義

ラテン語の「コムニカティオ」から英語の communication となった．ラテン語では「分け与えること」，英語では「光・熱・運動・感情といった無形で抽象的なものを分け合うこと，伝えること」という意味で使われる．
日本語では「情報伝達」の意味で使われることが最も多いようである．

- 笑顔(smile)により相手によい印象を与える
  - ・無表情の人は印象に残らない
  - ・自分から話しかける
- アイコンタクトで相手の心をつかむ
- 挨拶で相手によい印象を与える(相手に合わせて挨拶を使い分ける)
  - ・目礼：目を合わせ，無言で挨拶
  - ・会釈：目を合わせ，軽く頭を下げる(約15度)
  - ・お辞儀：背筋を伸ばし，腰を軸に上体を曲げて挨拶をする(約45度)

❷ 常にアイコンタクト

　日本人は，アイコンタクトがすこぶる下手である．誰に会うときでもアイコンタクトを忘れず，笑顔で挨拶するよう心がける．

- 毎朝「おはようございます」と，相手より1秒早くアイコンタクトをする
- 相手より1秒長くアイコンタクトをする
- エレベータに乗るとき，すれ違うときには，にこやかにアイコンタクトをする

❸ 反応を見ながら対応する

　看護においては，学生の実習から臨床現場での援助に至るまで，すべてのケアが患者・家族に影響を及ぼす．患者に接する看護教員・学生は，常に細やかに患者の状態変化や反応を見て援助する必要がある．同様に，学生指導においても，学生の反応を逐一観察し，その反応により指導方法を変えていくことが教員には求められる．一番のポイントは，相手の反応を観察することである．

Ａ 相手が話に乗ってこないときの対応方法

- こちらの声のかけ方が悪かったかどうかを省察する
- 相手が聞こえるように話したかどうかを省察する
- 感じのよい話し方をしたかどうかを省察する

Ｂ 相手に心を開かせる方法

- 自分を正直に出す
- 相手と共通の話題を探す

表 5-1　会話のきっかけになる話題
　　　　合言葉「たちつてと，なかにはいれ」

た	食べ物，飲み物，旅の話
ち	地域，地元の話
つ	通勤に関連した話
て	天気，天候について
と	富，景気，経済
な	名前，地名に関して
か	体，健康の話
に	ニュース，トピックス
は	はやり，流行，トレンド
い	異性，男女の話題
れ	レジャー，余暇，休日

（福田　健：人は「話し方」で 9 割変わる，p67，経済界，2006 より転載）

❹ 会話のきっかけになる話題

　会話のきっかけとしては，できるだけ普遍的で，話に参加しやすい話題を選ぶとよい．福田が，会話のきっかけになる話題をまとめている（**表 5-1**）．

❺ 場の雰囲気を読む

Ⓐ 感知力を高める方法を身につける

- まず気持ちを落ち着ける
- 周りをしっかり見渡し観察する（退屈している人はいないか，疎外感を抱いている人はいないか，1 人で舞い上がりしゃべりすぎている人はいないか，その場で冷めている人は誰かなど）

Ⓑ 2 種類の沈黙を感じ分ける

- 会話や会議に集中し考えているときの沈黙と，教師の指示があいまいで何を考えてよいかわからないときの沈黙（学生たちは，ただうずうずしている状態にある）を感じ分ける

Ⓒ 相手の言っていることを要約する力を身につける

- 相手が話し終わったときに「つまり，…ということですね」と上手く簡潔

に要約する
- その要約が的を外していなければ，相手は話を聞いてくれたと感じる
- 言い換えをする場合は，別の言葉に置き換えて話すことが要求されるが，その際は，「たとえば」「つまり」を使う

3. 講義を魅力的にするための工夫

　講義で学生に指摘されるのは，話し方，板書，内容量，進行の速さ，難易度に関することが多い．講義を魅力的にするための工夫としては，以下のようなものが挙げられる．

- 講義内容を変化に富んだものにすること
- 学生のモチベーションを高めるために，学生にとって関心のあることを話題にしたり好奇心をそそる内容を盛り込んだりすること
- 熱心に伝えようとすること
- 学習者のよい点をみつけ，それをほめること
- 学生を講義に参加させるために学生に質問し，その答えについて討論させること
- 学生の質問に対して，ほかの学生に答えさせること
- 学生が少人数であれば，講義にディスカッションを多用すること(そうすることで，講義に参加している意識が強まる．たとえば，椅子の配置をU字型にするとお互いの顔が見えて話が弾みやすい)
- 特別講師(臨床講師など)を利用すること

4. 話し方の工夫

❶ 話す速度

- 大きな会場では，280字/分程度が適切な速度であるといわれる．速く話しすぎていると思ったら，板書して話す速度を緩めるとよい

❷ 声と間のとり方

- 腹式呼吸を用い，喉を開けるなどして，遠達性（遠くまで声が届く）のある発声を心がける（甲高い声では話す内容も疑わしく聞こえる）
- 言葉は，はっきりと明確に話す
- 話のなかの「。」は2拍，「，」は1拍くらいの間をとるように心がけると，話がしっかりと聞きとりやすく，理解しやすいものとなる

❸ 抑揚と強調

- 抑揚の度合いや強調の位置を変えることによって，与える印象は大きく変化する（下線は強調箇所を示す）

例）「今日は とても 寒いです」

①「今日は とても 寒いです」：「今日」という時間が重要であることを示す

②「今日は とっても 寒いです」：「寒さの度合い」が重要であることを示す

③「今日は とっ……ても 寒いです」：大きな教室ではオーバー気味でも気にならない

例）「2011年3月に東日本大震災が起きましたね」

　事実を伝えるだけでは，あまりにも淡々としすぎて何を強調したいのかが伝わりづらい．

　そこで，「あの大きな地震には驚きましたね．あの時間はどうしていましたか？」といったように，相手に語りかけるように，また考えさせるように抑揚をつけて話しかけ，人を引きつけるよう心がける．

❹ そのほかのテクニック

- 説明や指示は短いほどよい
- 略さずに正確な表現をする
- 言いよどむと信頼感が得られない
- 適度なユーモアは歓迎されるが，過度のユーモアは嫌われる
- 実例を多用する（効果大）
- 助詞を正確に使い，「ら」抜き言葉や「とか」は使わない
- We（われわれ，私たち）を多用する

5. 道具（視聴覚教材など）を上手く使う

❶ 黒板・ホワイトボード
- 板書計画を立てる（どの時点で，何を，どの位置に，どのくらいの大きさで，何色で書くかなど）
- 望ましい板書を行う〔読みやすく最後列からも見える大きさの字で書く，行頭をそろえる，位置（隅に書かない）を意識する，色を利用する，濃くはっきりと書く，すぐに消さない，要点を記入する，番号を整理する，ゆっくり書くなど〕
- 学習活動の一助となるものを的確に板書する
- 板書量を多くしすぎない（授業中消さずに，黒板・ホワイトボードの一面を使いきる程度の板書量とする）

❷ PowerPoint・スライド
- 部屋を暗くするので，眠くなりやすいことに注意する
- アイコンタクトができる程度の明るさを保つ
- ポインターはくるくると動かさない
- 事前に機器に接続して使えることを確認する
- スライドを作成するうえでのポイントを押さえる〔箇条書き，少ない行数，大きな字（20ポイント以上），図やグラフの利用，重要箇所の強調（下線，色，大きさなど）〕

6. 学生を指導するうえでのポイント

❶ 指導技術の多くは集中化の技術
- 長所をほめれば短所は徐々に減る
- 説明では数字を使う（たとえば，「ポイントは3つです」）
- 一斉に立ち上がらせ，できた人から座らせる〔脳を活性化する，進度（理解度）がわかる〕

- 作業や実技を伴う場合には，指示し終えてから動くこととする(行動し始めるとそちらに意識が集中し，指示は聞こえない)
- じゃんけんで発言者を決めるなど，遊び心のある授業を行う(遊び心は学生の授業に対するやる気を引き出すための重要な技であり，全員を土俵に上げることが授業の第一歩となる)
- 指導の力量より向上心が大切である(学生は教員の前向きな向上心に惹かれる)
- 自信のない人からやらせてみる(「自信のある人はあとから」と促すと学生は挙手しやすい)
- 資料は一部を隠して提示する(知的好奇心を呼び起こす仕掛けとなる)
- 動きのある授業を心がける(マーカーを引く，書くなど，体を動かしながら学ぶと知識は定着しやすい)
- 教員も間違いや限界を認める(失敗への対処や知らない物事の調べ方を示すことの意義のほうが大きい)

❷ 学生の意欲を引き出す指導のための「あいうえお」

学生の意欲を引き出す指導を行ううえでの合言葉を表5-2に示す.

❸ 学生自身による目標の確認

- 自分自身が立てた目標には動機づけが伴う

❹ 望ましいフィードバック

- フィードバックはできるだけすみやかに行う(ほめるもしかるも早めに．ただし，全学生や患者の前でするのは避け，1対1の場で行う)

表5-2　意欲を引き出すための合言葉

あ	明るく
い	生き生きと…活動的，行動的
う	美しく…無駄なく，スマートに
え	笑顔で
お	おもしろく…遊び心と工夫

- 誰かから伝え聞いたことでなく，直接教員が観察した学生の行為に対して指導を行う
- 指摘する量は一度に多くなりすぎないよう意識する
- 行為に焦点を当て，性格や人間性に焦点を当てない
- 教育理念や学習目標に基づくフィードバックを行う（目標に近づくためにはどのような行為が望ましいかを話し合う）
- 話す順番に留意する（教員から先に話すとネガティブなフィードバックになりがちとなる．自己評価で気づいている場合はポジティブに評価する．自己評価から行為の背後にある学生の思考を知ることにより改善点が明確になる）
- 改善のための示唆を示す（目標達成のために具体的かつ建設的なアドバイスをする）

7. 臨地実習指導の工夫

　実習指導は，臨床の現場で行われる．学生への助言・指導が遅れると患者や病棟側に迷惑をかけるだけでなく，患者の病状にまで直接影響を及ぼすこともある．そのため，実習指導には即時性が求められ，対象の学生へタイミングよく実施されるほど成果は上がる．

❶ 教員の指導パターン

　教員にはそれぞれ異なった指導方法の傾向や癖がある．自身や，ともにかかわる教員にどのような傾向があるのかをとらえておくとよい．

Ａ 理論派か体験派か

　理論を細かく説明することから入るか，体験させることから入るのか．

Ｂ 指示派か見守り派か

　学生に対して指示的にかかわるのか，自主性を尊重して見守るようにしてかかわるのか．

❷ 実習の進度に合わせた指導

　ワンパターンな指導にならないよう，実習の進度，学生の成長に合わせて

指導する．看護学実習全体を通しての進度，実習科目内での進度を考慮する．

A 教える指導

実習開始直後で学生が右も左もわからず，緊張も強い時期に必要な指導法を以下に示す．

- 1日の実習内容を1つひとつ教える
- 納得して取り組むことができるように行動，ケアの根拠を説明する
- 教員自らがロールモデルとなる
- 現場での看護実践をありのまま観察させる
- 学習した知識や技術を反復練習させる

B ミスを減らす指導

1日の実習の流れもつかめ，計画したケアを受け持ち患者に実施できるようになった時期に必要な指導法を以下に示す．

- 患者に合わせたケアの手順，危険予知の考え方を指導する
- 患者にとって安全・安楽でミスのないケアについて考えさせる

C 工夫させる指導

受け持ち患者によりよいケアをしたいという意識が学生に芽生えた時期に必要な指導法を以下に示す．

- 受け持ち患者への日々のケアをさらに工夫させる
- 常によりよい看護を提供するために，現状に工夫や改善を加えられる看護師となるための素地を養う

D 考えさせる指導

- 学生にも自分の考えや問題解決能力がある
- 筋道を立てて発問する
- 学生が自由に発言できるような雰囲気を作る
- 学生の感情を学生の視点で理解する
- 傾聴の技術を身につけさせる

E 臨地実習中に発される学生の一言をきっかけとする指導技術

a)「どうすればいいんですか？」という学生の問いかけに対して

どうしてよいのかわからない状況に陥ったことをきっかけとする問いかけなので，今の状況を考えるように促すための質問を投げかける．たとえ

ば，「患者は何に困っているのか，患者をどうしたいのか？」という問いか
けをしてみる．

b)「患者さんに嫌われているかもしれない」という学生の不安に対して

　落ち込んでいる学生の感情を受け止め，なぜそう考えたのか質問する．
また，これまでの経過を振り返らせることで状況を整理させ，学生が自ら
の至らなかった点に気づくのを待つ．

**c)「私も（ほかの人のケアを）見学していいですか？」という学生の要望に
　　対して**

　なぜ見学したいのか質問し，学生に気づきを促す．そして，見学によっ
て，受け持ち患者のケア，患者の反応を見逃していないかを振り返らせ
る．学生が自己の気づきを振り返り，見学のなかで起こった出来事の意味
を考えられるように，教員・指導者が気づきの機会を提供する．

d)「あの看護師さんってすごい！」という学生の発言に対して

　なぜすごいと感じたのか質問を投げかけ，看護師の臨床判断とその根拠
への気づきを促す．「そのときの患者の反応はどうであったのか」「なぜそ
の看護師はそれができたのか」「どうすれば同じようにできるようになる
のか」「練習が足りないのか，観察が足りないのか，状況判断が足りない
のか」について学生に考えさせる．

e)「どうやって記録すればいいですか？」という学生の問いかけに対して

　そのときの状況を学生に話してもらい，学生が何を感じて，何を考えた
か質問する．何を見て，聴いて，触れて，そう考えたのかについて学生が
話したことをそのまま専門用語を使用して記録させる．

f)「先生，一緒に来てください」という学生の要望に対して

　一緒に来てほしい理由を聞いてみる．ケアに協力してほしいのであれ
ば，グループメンバーと一緒にケアをするように促し，ほかのメンバーの
受け持ち患者についても学ぶ機会となるようにする．ケアの内容によって
は臨地実習指導者と一緒に行うように促す．

❸ 学び方の癖に合わせて指導パターンを選択する

　• 実習開始からできるだけ早く学生の学び方の癖をつかみ，教員の指導
　　のパターンをそれに合わせていく．ワンパターンの指導では，学生の効

果的な学習は期待できないし，指導者としても成長しない

- 実習開始前から講義のレポートや学内演習の様子を観察し，学生の学び方の癖を把握しておく

A 理論派タイプ

- 説明・見学にも集中できる
- 「やりたい人はいますか？」と聞いても手は挙げない
- ある程度理解できれば自己練習するタイプと，ある程度理解したとしても自信がなく教員に指導を求めるタイプに分かれる

B 体験派タイプ

- 体験的に何かを身につけようとする
- 失敗してもめげずに自ら行動しながら技術を身につけようとするタイプと，教員に1〜10まで教えてもらおうとするタイプに分かれる

8. グループワーク（小集団討議法）

　看護教育におけるグループワークは，本来，学生が講義から学ぼうとしたことをきちんと理解できるようにすることや，皆と協調して学ぶことができるようにすることを目的として行われている．

　グループワークは，講義・演習・臨地実習でも使用することができる方法である．教員は，グループワークのテクニックを学びそれを駆使する必要がある．

❶ グループ・ダイナミックス（group dynamics）

　グループワークの手法を用いる場合には，まず，グループ・ダイナミックス（仲間同士の相互作用）について理解する必要がある．

　グループ・ダイナミックスとは，心理学者のクルト・レヴィン（Kurt Lewin）が提唱した，集団と集団成員の行動を規定する個人の心理的な力に関して体系的に把握するための理論である．レヴィンは，「アクションリサーチ」という研究方式やグループ・ダイナミックスによる訓練方法を考案した．

❷ グループワークの手法

Ⓐ グループワークの基本

- テーマをはっきりさせる
- 集団の物理的条件に気を配る
  - ・参加人数の調整：人数は 4〜5 人がよい．6 人を超えると 2 人くらい が発言しなくなる．人数が多い場合にはグループに分け，何人かは観 察者の役割を担ってもよい
  - ・教室の大きさ：全員が黒板・ホワイトボード・模造紙の文字を読める 程度の大きさが望ましい．自由な雰囲気で，リラックスして参加でき るような場を作る．たとえば，室内の座席の配置，人と人との接近度 （特に学生と教師との距離），お互いの顔が見えるように座らせること などに気を配るとよい
- グループワークでは，最初の数分間に多くのことが起こっており，そ のなかで 1 つの関係が作られることを相互に確認させる

Ⓑ グループワークの進行

表 5-3 に，グループワークの流れの一例を示す．

Ⓒ 役割分担

役割は交代制にしてもよい．

a）司会者

集団思考の世話人．司会者＝指導者ではない．活発な討論を促し，問題

表 5-3　グループワークの流れ（55 分で実施する場合）

1 分	参加者それぞれの役割を決める（司会，書記，発表者など）
10 分	自由に意見を出し合う（ブレイン・ストーミングなどを使う）
10 分	討議し，それをまとめ，分析することで徐々に方向性を決めていく
10 分	まとめの方向性を出す（30 分でほぼ結論を出す） 発表担当者は，発表内容を考え始める
10 分	まとめ案の下書きをする（図式化などが効果的）
10 分	意見を出し合いながら，提出用の記録を完成させる
3 分	発表者が中心となり，発表内容や構想を練り上げる
1 分	発表時間

の焦点化をはかる．また，メンバーがそれぞれの役割で能力を発揮できるよう，討論の交通整理を行う．時間管理を担い，作業を締めくくることも司会者の役割となる．

b）記録者

集団思考の記録の役．討論が脱線したりした際に，もとの論題に戻し，討議の進行に協力する．

c）メンバー

集団思考の主体者．各人が討議の進行に責任をもつ．

d）発表者

集団思考の代弁者．

e）観察者

集団思考を客観的にとらえる役割を担う．テーマとのずれ，メンバーの参加度，時間配分に着目する（傍観者ではない．また，人数が少ない場合には設定しなくてもよい）．

グループワークにおいて，教員は前面に出ず，要求があれば情報を与えるにとどめ，できるだけ学生同士で問題解決していくようにリードする．また，教員は学習全体を総括し，締めくくる役割を担う．

Ｄ さまざまなグループワーク

a）アイス・ブレイキング（ice breaking，解氷）

緊張し，よそよそしくなっている学生の心をほぐすための手法．文字どおり，氷を溶かすという語義に由来する．伝統的にはコミュニケーションゲームなどがある．活発な討議の雰囲気を作り出すために，授業全体の10〜20％の時間を割いてもよい．

b）バズ・セッション（buzz session）

アイディアを思いつくために，近隣にいる数名と話し合わせる手法．

c）ブレイン・ストーミング（brainstorming）

4原則（人の意見を批判しない，自由奔放性を重視する，量を求める，結合と発展を促す）に基づいて進行し，新たなアイディアを生み出すための手法．

d）KJ法

カード化された多くの意見やアイディアを論理的にまとめてグループ化

し，問題解決の道筋を明らかにする手法．

e) ディベート

あるテーマについて，肯定側と否定側の2つのグループに分かれて行われる討議．

f) ロールプレイ

臨床などで現実に起こる場面を想定し，複数の人が役を演じ，疑似体験を通じて，実際に出来事が起こったときに適切に対応できるようにする学習方法．役の1つである模擬患者（simulated patient）は，ある疾患をもつ患者のあらゆる特徴を可能な限り模倣するように特訓を受けた健康人が演じる．患者になりきって，模擬診察を受け，患者として気づいたこと，感じたことを率直にフィードバックすることもある．

g) チュートリアル（tutorial）

少人数のグループにチューターがつき，学生の自主的な学習を指導，促進する学習方法．

E 討議でのポイント

a) 参加者

- 簡潔かつ具体的な発言を心がける〔要点を先に言い，説明をあとにつける．自分の生活や体験とのつながりを話す（1回の発言は2〜3分以内にとどめる）〕
- 上手な聞き役となり，発言をさえぎらず，あいづちや表情・態度で聞いていることを示す
- 集団のまとまりに気を配る（話し合いが一部に偏っていないか，進行に満足しているかについてお互いに気を配る）

b) 司会者

- 発言はしっかり聞く（要点をまとめながら聞く）
- 質問がでない場合には，「ところであなたはどのような意見ですか？」といった問いかけをしたり，「この点についてほかに意見のある人はいませんか？」といった呼びかけを行ったりする
- 討議が規定時間内で終わるように調整する
- 教師が司会者として入る場合には，教師中心の討議とならないように注意する

c）記録者

- 討議の冒頭で，参加者に簡単に自己紹介をしてもらう．その後は発表順に沿って名前と意見を書き記しておく
- テーマは記録紙にしっかり書き，強く意識する

　討議が行きづまったときには，別の切り口で課題を設定し直す．これがディスカッションの成否を決める．

　議論が混乱し始めたときは，討議者自身によって結論に到達するまで議論を続けたほうがよい．しかし，時間内に結論が出ない場合には，いつこの続きを行うかなどをその場で約束をする．

F 発表

- 発表内容をまとめる前に聴衆は誰か，目的・目標・中心テーマ，発表時間，内容や構成などについて考えておく
- 発表時には人柄（人の印象は最初の4分程度で決まる），内容，伝え方（時間内に相手に情報を正確に伝えるためにわかりやすい発表内容，説明を心がける）が必要とされる

❸ ブレイン・ストーミング

　よいアイディアをみつけたりするために行われる自由な発想法．濃密なコミュニケーションによりアイディアを洗いざらい出していく．台風のように脳をかき混ぜ，アイディアを自由に出し合う．

　具体的には，1人が記録者になり，出てきたアイディアを参加者が見えるように黒板に書いていく．参加者はその黒板を見ながら，次々に新たなアイディアを発想していく．5〜6人くらいで行うのが効果的である．

　ブレイン・ストーミングのコツとしては，次のようなものが挙げられる．

- 既成概念にとらわれないようにし，一般常識を捨て去って話し合う
- 何でもよいので，多くの意見を出す
- 人の意見を批判したり否定したりしない
- くどくど説明しない
- 人が発想したアイディアから新たなアイディアを発想していく
- 出てきたアイディアは参加者全員が見えるように箇条書きにする
- ハイテンポで，リラックスしながら，遊び感覚で行う（しかし，あくま

でも真剣に行う）

❹ KJ法

　KJ法とは，文化人類学者の川喜田二郎のイニシャルを名称の由来とするデータの整理方法である．多くのデータを収集し，ブレイン・ストーミングによりアイディアを出して統合していくときに使用される．ブレイン・ストーミングでアイディアを出しつくしてから行うが，その際，模造紙のような大判の紙と付箋紙を準備しておく．

　KJ法の流れを以下に示す．

① アイディアを付箋紙1枚に1つ書く（全員で手分けして書く）
② 書き終わったら，付箋紙を出し合い，模造紙の上に並べる
③ 付箋紙のなかから内容の類似したものを集め，いくつかのグループにまとめる
④ 内容が同一のものは付箋紙の上に貼りつけていく（捨てない）
⑤ それぞれのグループにネーミングをする
⑥ 仕上がった内容を概観しながらテーマのヒントを浮かび上がらせていく

　全員が考えを出しながら行うので，この方法はアイディアが浮かばなかったり，問題の解決方法がみつからなかったりしたとしても，意見の統一ができる効果的な手法である．

9. カンファレンス(conference)の運営の仕方

- カンファレンスとは，組織（学生においては臨地実習施設・学内での話し合い）において最も重要な，人と人との間の意思を伝達する手段である
- 医療界では，ミーティングとカンファレンスは同じ意味で使用されていることが多い
- 大学組織では，複数の委員会が設けられ，活動している．そのため，検討を要する事項は対応する委員会に議案の形で提出し，審議のうえで決定していく
- 学生の教育活動のなかでもカンファレンスは常に用いられており，学内

の演習・実習すべての教育効果を高めることにおいて，有効性を発揮する
ものである

❶ カンファレンスのコツ

カンファレンスのコツとしては，以下のようなものが挙げられる．

- 現状を変える具体的なアイディアを 1 つでもよいから出すこと
- 司会と書記を決めてから話し合いに入ること
- 会議は，コミュニケーションの場であるため，終了時間までに具体的な案を 1 つでも出すという意識を全員がもつこと
- 会議の終了時間を決めてから話し合いに入ること
- アイディアが出ない場合には，隣同士の小グループで話し合うこと（5〜10 分程度）
- 人のアイディアを否定しているだけでは前に進まないということを理解しておくこと
- せっかく出たよいアイディアを感情的につぶすようでは前に進めないということを心得ておくこと
- 1 人の人が長々としゃべりすぎないようにするために個人の発言時間に制限を設けること

❷ 会議録の作成方法

会議録とは，会議で話し合われた内容の経過や結論を記録し，それを伝えるためのものである．

COLUMNS ▶ 生産性を高めるカンファレンス

カンファレンスでは，アイディアを出した当人が，実質的にその後の作業を担うことになってしまう場合が多い．その流れが定着してしまうと，「アイディアを出すだけ損」という考えが生まれてしまい，生産性は上がらなくなる．そのようなことが決して起こらないように会議を進めてほしい．

会議録を作成するためのステップを以下に示す.

① 議題のテーマを最初に知っておく

② 会議が始まったらメモをとる(できる限りすべての発言内容を記録する)

③ 記録に自信がない場合には，IC レコーダも併用するとよい

④ メモの段階では重要かどうか判断しない(そうすることで，あとで会議録を作成する場合に情景が浮かびやすくなる)

⑤ 発言者の名前をメモしておく(病棟カンファレンスの会議録の作成にも使用できる)

会議録のフォーマット例を図5-1に示す.

○○実習　第○日目(カンファレンス名)

日　時：20○○年○月○日(○曜日)　○時○分〜○時○分

場　所：○○病院○○会議室

出席者：五十音順に記載

　　　　○○○○　　病院指導者・教員が入る場合は肩書を入れる

　　　　○○○○

　　　　○○○○

司　会：○○○○

1. カンファレンスの議題名

2. 話し合いの経過

3. 要旨(決定事項)

4. 次回の予定

書　記：○○○○(記録者氏名)

図5-1　会議録のフォーマット例

10. プレゼンテーションのコツ

　グループワーク，カンファレンスといった小さな集団のなかでの発表から，学会発表，講演といった大勢を対象にしたものまで，教員がプレゼンテーションを行う機会は多くある．いずれの場合においても，まずは短い時間から練習を始めると効果的である．

　プレゼンテーションのコツを以下に示す．

- まずは15秒という短い時間でまとめてみる（そうすることで，重要な情報から説明に入る癖を身につけることができる）
- 15秒で商品の紹介をするテレビのコマーシャルのように，短時間で与えるイメージやインパクトも大切にする
- 時間感覚と，意味の含有率の感覚を身につけることが大切である
- その後，30秒，45秒…と徐々に時間を長くして練習していく
- ポイントの絞り込みは発表時間の長さに関係なく行う

11. コメント力を身につけるためのコツ

　コメント力を身につけるためのコツとしては，以下のようなものが挙げられる．

- 人と同じことを言うのをやめ，自分なりの考えを練り上げる
- 他人とは異なる視点をもってコメントするように心がける
- コメントは長いと説明になるので，短くおさめるようにする

COLUMNS ▶ **日本人はコメントが下手？**

　テレビではコメンテータとよばれる人が出演している．コメンテータの基本的な役割の1つは気の利いた一言を言うことである．日本人はコメントすることが得意ではないといわれているが，「まぁ，わりとよかった」「何とも言えません」と言うだけでは印象や感想を伝えていないことと同じである．これではコメンテータとはいえない．

- 人の話を聞いたら，それに対する印象や感想を言葉にして返す必要があることを常に意識する

12. 質問力を身につけるためのコツ

　質問力を身につけるためのコツとしては，以下のようなものが挙げられる．

- 自分が聴きたいことではなく，「相手が熱く語りたくなるような」質問をする
- 相手の話をしっかり聞いてから，疑問に思ったことを確かめたりして相手の意見を引き出す
- 人は相手の話の内容がよく飲み込めないときに「質問」するということを心に留めておく

　特に学生にできる限り自分の思いを伝えてもらうために，教員は開かれた質問を行うよう努める．

　開かれた質問とは相手が長く話すことが期待できる問いである（たとえば，「20歳になり，どのような希望を抱いていますか？」）．反対に，閉ざされた質問とは「はい」「いいえ」で答えられるものである（たとえば，「今，20歳ですよね？」→「はい」）．

13. さまざまなクレームとその対応

　学生や保護者から相談などがあった場合は，そのつど事例検討会を開き，教員全員で学んでいく必要がある．

❶ クレームに発展する可能性が高いケースとその対応

- 臨地実習では実際の患者を通じて学ぶため，学生自身も予想外のことが多く，それらに対処できないことからクレームに発展することが多い
- 皆の前で叱責してしまった場合は，あとでフォローすることを必ず忘れずに行う
- 課題を何回も修正させたにもかかわらず，ほめることや労いの言葉をか

けなかった場合にクレームに発展することが多い
- 学生の性格に何か気になる問題(すべてにおいてしつこいなど)が見え隠れしている場合は，特に個別指導時に注意を要する

❷ 電話によるクレームとその対応

- 話をよく聞き，内容を確認し，対処方法を提案する
- 必ずメモをとりながら聞く
- 難しい内容で自分で判断できないときは，上司に相談したうえで折り返し連絡すると告げる
- 相手が激しく怒っている場合には，できる限り十分に話してもらう
- お互いに感情的になっている状態で答えを出さず，冷却期間をおく

❸ 保護者からのクレームへの対応

- 学生個々の能力に関する査定について，大学と保護者との間でズレがある場合，クレームに発展することが多い
- 保護者と面接を行う際は秘密の保持が大前提となる
- 保護者が心を開いて話せるように十分に聴く姿勢を示す
- 記録をとることには慎重を期す必要があるため，「このことを記録に残してもよろしいでしょうか？」と尋ね，了解を得ておく
- 面談の開始前に相談時間の確認をする
- できる限り静かな部屋で面談を行う
- 大学組織として判断しなくてはいけない場合は，後日の連絡時間・方法を示す

❹ 職場のパワーハラスメント(power harassment)

　パワーハラスメント(パワハラ)被害がスポーツ界などで相次いで明るみに出て，その波紋が大きくなり社会問題化し，「労働施策総合推進法」が改正された．その結果，パワーハラスメントの対策を講じることが事業主に義務づけられた．

　厚生労働省雇用環境・均等局は，パワーハラスメントの定義を次のように示した．

1）優越的な関係に基づいて（優位性を背景に）行われること

2）業務の適正な範囲を超えて行われること

3）身体的もしくは精神的な苦痛を与えること，または就業環境を害すること

また，パワーハラスメントに「該当しない例」も示している（**表5-4**）．

大学ではアカデミックハラスメント（academic harassment）の問題が，社会でも大きく取り上げられている．職場での上司・部下との関係性のなかで問題になる場合があるので，参考にしてほしい．

表5-4　パワーハラスメントに「該当しない例」

① 暴行・傷害	誤ってぶつかる
② 精神的な攻撃	マナーを欠いた言動や行動を何度注意しても改善しない場合に強く注意
③ 人間関係からの切り離し	新規採用者の育成で短期集中研修などを個室で実施
④ 過大な要求	育成のため少し高いレベルの業務を任せる
⑤ 過小な要求	労働者の能力に応じ，業務内容や量を軽減
⑥ 個の侵害	労働者への配慮を目的に家族の状況などを聞き取り

〔厚生労働省（2018）：パワーハラスメントの定義について，https://www.mhlw.go.jp/content/11909500/000366276.pdf［2020年8月24日アクセス］より筆者作成〕

COLUMNS ▶ アカデミックハラスメント（アカハラ）

　大学や研究機関で，教職員が教育・研究上で権力を乱用し不適切な言動や行動により学生や部下に不利益を与える精神的・身体的苦痛をいう．たとえば，研究活動への妨害・研究成果の収奪（著者の順番を教授が勝手に決めるなど），学生の卒業・単位・進級の妨害・暴言，過度の叱責（学生や部下が持参した論文を読まずに破いたり，ごみ箱に入れたりするなど）が挙げられる．アカデミックハラスメントの申し立て制度が各大学で設けられている．

14. 教員が身につけておきたいビジネスマナー

　教員は，学内で講義のみを行っているわけではなく，実習や講義の依頼を行ったり実習施設へ挨拶に伺ったりもする．その際，さまざまな人に会う機会が多いため，相手に失礼のないよう，マナーを身につけておく必要がある．

❶ 実習施設への訪問時など，初対面での挨拶における注意事項

A 訪問時の基本

- 持参する資料を確認しておく
- 訪問先の下調べをしておく
- 約束の時間の10分前には到着しておく
- 早めに着いたら身だしなみをチェックする

B 受付での取り次ぎ依頼

- アポイントをとった相手の部署名，肩書き，名前(○○様)を伝え，取り次いでもらう

C 印象を左右する名刺交換

- 相手の目の前に立って行うのが基本である(机越しに行わない)
- 訪問した側から，名刺を差し出すのが基本である
- 相手の顔を見ながら学校名，担当している領域名，名前を伝え，名刺を両手で差し出す
- 相手の名刺は両手で受け取るが，その際には「頂戴いたします」という言葉を添える
- 同時に名刺を交換する場合は，名刺入れを「受け皿」として相手の名刺を受け取り，すぐにもう一方の手を添える
- 交換した名刺はすぐにしまわず，打ち合わせをしている間は名刺入れの上に置き，テーブルに乗せておくとよい(複数の相手から名刺をいただいた場合は，座っている順にテーブルに並べるとよい)
- いただいた名刺を置き忘れて帰らないように注意する

❷ 伝言メモの書き方

　その場にいない人へ伝言を残すときには，電話をかけてきた相手や，訪問

日時：20 ○○年○月○日○時○分

○○様(伝言する相手の氏名)

□□病院◇◇科○○様　03-○○○○-○○○○

(電話をかけてきた相手の所属・氏名・連絡先電話番号)

・△日の会議の資料の件
・電話をいただきたいとのこと　　(用件は箇条書きに)

以上よろしくお願いいたします.

○○○○　受け

図 5-2　伝言メモのフォーマット例

(学校の文書番号)

20 ○○年○月○日

○○県立○○病院

看護部長　○○様

○○大学○○学部

○○○○

入学式のご案内

拝啓　早春の候　○○○○○○○○○○○○○○○○○○○○○○○○
○○○○○○○○○○○○○○○○○○○○○○○○○○○○○○○
○○○○○○○○○○○○○○○○○○○○○○○○○○○○○○○.

さて，本日は○○○○○○○○○○○○○○○○○○○○○○○○○○.

敬具

記

1. 日時　令和○○年○月○日○時〜

2. 場所　○○大学 講堂

追記

※本文につけておいたほうがよい事柄を記す(学校までの地図など)

以上

図 5-3　依頼文書(公文書)のフォーマット例

してきた相手の所属と氏名を正確に伝言メモに書き留めるようにする.

　例として, 電話応対時の伝言メモのフォーマット例を**図 5-2** に示す.

❸ 依頼文書(公文書)の書き方

依頼文書(公文書)のフォーマット例を**図 5-3** に示す.

❹ E-mail の書き方

E-mail の書き方の例を**図 5-4** に示す.

① 件名は, 相手が一目見ただけで内容がわかるものにし, 送信者の名前を入れる

② ○○様から書き出す(誰にあてたメールかを明示する)

③「いつもお世話になっております, ○○大学の○○○○です」という一文を入れる(「拝啓」「敬具」など, 手紙に用いる頭語, 結語は原則として使わない). 行頭は一字空けずに左寄せで書く

④ 1 行の文字数は多くても 35 字程度とし, それを超える場合は改行する

⑤ 段落ごとに 1 行空ける

⑥ 伝える内容が複数あるときは箇条書きにする

⑦ 文末には必ず署名を入れる

⑧ 緊急の用件の場合はメールで連絡せずに電話を入れるようにする

```
○○○
    送信者：○○○○
    日時：20○○年○月○日　○○：○○
    宛先：××××@××××-u.ac.jp
①   件名：○○の件（○○○○）
- - - - - - - - - - - - - - - - - - - - - - - - -
②  ○○様

③  いつもお世話になっております，○○大学の○○○○です．
④  ○○○○○○○○○○○○○○○○○○○○○○○○○○○○○○
    ○○○○○○○○○○○○○○○○○○○○．
⑤
⑥  1. △△△△△△△△△△
    2. △△△△△△△△△
    3. △△△△△△△△△

    何卒よろしくお願いいたします．
    - - - - - - - - - - - - - - - - - - - - - - - - - - -
⑦  ○○大学○○学科1年生　　○○○○
    E-mail：□□□□□@□□□□.□□□.ac.jp
```

図 5-4　E-mail の書き方の例

文献

1) Watson J : Human Caring Science : A Theory of Nursing, 2nd edition, Jones & Bartlett, 2011／稲岡文昭，ほか（訳）：ワトソン看護論―ヒューマンケアリングの科学，第2版，医学書院，2012

2) Benner PE, et al : The Primacy of Caring : Stress and Coping in Health and Illness, Addison-Wesley, 1989／難波卓志（訳）：ベナー／ルーベル 現象学的人間論と看護，医学書院，1999

3) Leininger MM, et al : Madeleine Leininger : Cultural Care Diversity and Universality Theory, Sage Publications, 1993／稲岡文昭（監訳）：レイニンガー看護論―文化ケアの多様性と普遍性，医学書院，1995

4) Wiedenbach E, et al : Communication : Key to Effective Nursing, Tiresias Press, 1978／池田明子（訳）：新装版 コミュニケーション―効果的な看護を展開する鍵，日本看護協会出版会，2007

5) Travelbee J : Interpersonal Aspects of Nursing, F.A. Davis, 1971／長谷川浩，ほか（訳）：トラベルビー 人間対人間の看護，医学書院，1974

6) Benner PE, et al : Educating Nurses : A Call for Radical Transformation, Jossey-Bass, 2009／早野 ZITO 真佐子（訳）：ベナー ナースを育てる，医学書院，2011

7) 齋藤 孝：コミュニケーション力，岩波書店，2004

8) 中野民夫：ワークショップ―新しい学びと創造の場，岩波書店，2001

9) 苫米地英人：ディベートで超論理思考を手に入れる―超人脳のつくり方（増補版），サイゾー，2011

10) 福田 健：人は「話し方」で9割変わる，経済界，2006

11）岡堂哲雄：カウンセリングの技法（現代のエスプリ），至文堂，1988
12）Burnard P：Know Yourself！：A Manual of Self-awareness Activities for Nurses，Scutari Press，1992 ／河合美子（訳）：ナースが自分を知る本，医学書院，1994
13）村瀬嘉代子，ほか（編）：こころの科学 149 臨床における面接，日本評論社，2009
14）兼本浩祐（編）：こころの科学 153 臨床を書く，日本評論社，2010
15）山崎久美子：大学生のメンタルヘルス（現代のエスプリ），至文堂，1989
16）織田尚生：深層心理の世界，第三文明社，1992
17）公益社団法人日本看護協会（編）：看護に活かす基準・指針・ガイドライン集 2019，日本看護協会出版会，2019
18）厚生労働省（2018）：パワーハラスメントの定義について，https://www.mhlw.go.jp/content/11909500/000366276.pdf［2020 年 8 月 24 日アクセス］

（古橋洋子）

巻末資料

資料1　学校教育法(抜粋)

〔1947年3月31日公布，2019年6月26日公布(令和元年法律第44号)改正〕

第1章　総則
第1条　この法律で，学校とは，幼稚園，小学校，中学校，義務教育学校，高等学校，中等教育学校，特別支援学校，大学及び高等専門学校とする. (略)
第9章　大学
〈大学の目的〉 **第83条**　大学は，学術の中心として，広く知識を授けるとともに，深く専門の学芸を教授研究し，知的，道徳的及び応用的能力を展開させることを目的とする. 　2　大学は，その目的を実現するための教育研究を行い，その成果を広く社会に提供することにより，社会の発展に寄与するものとする. (略) 〈職員〉 **第92条**　大学には学長，教授，准教授，助教，助手及び事務職員を置かなければならない.　ただし，教育研究上の組織編制として適切と認められる場合には，准教授，助教又は助手を置かないことができる. 　2　大学には，前項のほか，副学長，学部長，講師，技術職員その他必要な職員を置くことができる. 　3　学長は，校務をつかさどり，所属職員を統督する. 　4　副学長は，学長の職務を助け，命を受けて校務をつかさどる. 　5　学部長は，学部に関する校務をつかさどる. 　6　教授は，専攻分野について，教育上，研究上又は実務上の特に優れた知識，能力及び実績を有する者であって，学生を教授し，その研究を指導し，又は研究に従事する. 　7　准教授は，専攻分野について，教育上，研究上又は実務上の優れた知識，能力及び実績を有する者であって，学生を教授し，その研究を指導し，又は研究に従事する. 　8　助教は，専攻分野について，教育上，研究上又は実務上の知識及び能力を有する者であって，学生を教授し，その研究を指導し，又は研究に従事する. 　9　助手は，その所属する組織における教育研究の円滑な実施に必要な業務に従事する. 　10　講師は，教授又は准教授に準ずる職務に従事する. (略)

(つづく)

第 11 章　専修学校

〈専修学校の目的と定義〉

第 124 条 第 1 条に掲げるもの以外の教育施設で，職業若しくは実際生活に必要な能力を育成し，又は教養の向上を図ることを目的として次の各号に該当する組織的な教育を行うもの（当該教育を行うにつき他の法律に特別の規定があるもの及び我が国に居住する外国人を専ら対象とするものを除く．）は，専修学校とする．

　　1. 修業年限が 1 年以上であること．

　　2. 授業時数が文部科学大臣の定める授業時数以上であること．

　　3. 教育を受ける者が常時 40 人以上であること．

（略）

〈校長・教員〉

第 129 条 専修学校には，校長及び相当数の教員を置かなければならない．

　　2　専修学校の校長は，教育に関する識見を有し，かつ，教育，学術又は文化に関する業務に従事した者でなければならない．

　　3　専修学校の教員は，その担当する教育に関する専門的な知識又は技能に関し，文部科学大臣の定める資格を有する者でなければならない．

資料2 **大学設置基準(抜粋)**

〔1956年10月22日公布，2019年10月2日公布(令和元年文部科学省令第17号)改正〕

第3章　教員組織

〈教員組織〉

第 7 条　大学は，その教育研究上の目的を達成するため，教育研究組織の規模並びに授与する学位の種類及び分野に応じ，必要な教員を置くものとする.

　　2　大学は，教育研究の実施に当たり，教員の適切な役割分担の下で，組織的な連携体制を確保し，教育研究に係る責任の所在が明確になるように教員組織を編制するものとする.

(略)

第10条　大学は，教育上主要と認める授業科目(以下「主要授業科目」という.)については原則として専任の教授又は准教授に，主要授業科目以外の授業科目についてはなるべく専任の教授，准教授，講師又は助教(第13条，第46条第1項及び第55条において「教授等」という.)に担当させるものとする.

　　2　大学は，演習，実験，実習又は実技を伴う授業科目については，なるべく助手に補助させるものとする.

(略)

第4章　教員の資格

〈学長の資格〉

第13条の2　学長となることのできる者は，人格が高潔で，学識が優れ，かつ，大学運営に関し識見を有すると認められる者とする.

〈教授の資格〉

第14条　教授となることのできる者は，次の各号のいずれかに該当し，かつ，大学における教育を担当するにふさわしい教育上の能力を有すると認められる者とする.

1. 博士の学位(外国において授与されたこれに相当する学位を含む.)を有し，研究上の業績を有する者
2. 研究上の業績が前号の者に準ずると認められる者
3. 学位規則 (昭和28年文部省令第9号)第5条の2に規定する専門職学位(外国において授与されたこれに相当する学位を含む.)を有し，当該専門職学位の専攻分野に関する実務上の業績を有する者
4. 大学又は専門職大学において教授，准教授又は専任の講師の経歴(外国におけるこれらに相当する教員としての経歴を含む.)のある者
5. 芸術，体育等については，特殊な技能に秀でていると認められる者
6. 専攻分野について，特に優れた知識及び経験を有すると認められる者

(つづく)

〈准教授の資格〉

第15条 准教授となることのできる者は，次の各号のいずれかに該当し，かつ，大学における教育を担当するにふさわしい教育上の能力を有すると認められる者とする．

1. 前条各号のいずれかに該当する者
2. 大学又は専門職大学において助教又はこれに準ずる職員としての経歴（外国におけるこれに相当する職員としての経歴を含む．）のある者
3. 修士の学位又は学位規則第5条の2に規定する専門職学位（外国において授与されたこれらに相当する学位を含む．）を有する者
4. 研究所，試験所，調査所等に在職し，研究上の業績を有する者
5. 専攻分野について，優れた知識及び経験を有すると認められる者

〈講師の資格〉

第16条 講師となることのできる者は，次の各号のいずれかに該当する者とする．

1. 第14条又は前条に規定する教授又は准教授となることのできる者
2. その他特殊な専攻分野について，大学における教育を担当するにふさわしい教育上の能力を有すると認められる者

〈助教の資格〉

第16条の2 助教となることのできる者は，次の各号のいずれかに該当し，かつ，大学における教育を担当するにふさわしい教育上の能力を有すると認められる者とする．

1. 第14条各号又は第15条各号のいずれかに該当する者
2. 修士の学位（医学を履修する課程，歯学を履修する課程，薬学を履修する課程のうち臨床に係る実践的な能力を培うことを主たる目的とするもの又は獣医学を履修する課程を修了した者については，学士の学位）又は学位規則第5条の2に規定する専門職学位（外国において授与されたこれらに相当する学位を含む．）を有する者
3. 専攻分野について，知識及び経験を有すると認められる者

〈助手の資格〉

第17条 助手となることのできる者は，次の各号のいずれかに該当する者とする．

1. 学士の学位又は学位規則第2条の2の表に規定する専門職大学を卒業した者に授与する学位（外国において授与されたこれに相当する学位を含む．）を有する者
2. 前号の者に準ずる能力を有すると認められる者

（略）

〈教育内容等の改善のための組織的な研修等〉

第25条の3 大学は，当該大学の授業の内容及び方法の改善を図るための組織的な研修及び研究を実施するものとする．

資料3　**専修学校設置基準（抜粋）**

〔1976 年 1 月 10 日公布，2017 年 10 月 31 日公布（平成 29 年文部科学省令第 39 号）改正〕

第 4 章　教員

〈教員の資格〉

第 41 条　専修学校の専門課程の教員は，次の各号の一に該当する者でその担当する教育に関し，専門的な知識，技術，技能等を有するものでなければならない．

　　1. 専修学校の専門課程を修了した後，学校，専修学校，各種学校，研究所，病院，工場等（以下「学校，研究所等」という．）においてその担当する教育に関する教育，研究又は技術に関する業務に従事した者であって，当該専門課程の修業年限と当該業務に従事した期間とを通算して 6 年以上となる者

　　2. 学士の学位〔学位規則（昭和 28 年文部省令第 9 号）第 2 条の 2 の表に規定する専門職大学を卒業した者に授与する学位を含む．次条第 4 号において同じ．〕を有する者にあっては 2 年以上，短期大学士の学位〔学位規則第 5 条の 5 に規定する短期大学士（専門職）の学位を含む．〕又は準学士の称号を有する者にあっては 4 年以上，学校，研究所等においてその担当する教育に関する教育，研究又は技術に関する業務に従事した者

　　3. 高等学校（中等教育学校の後期課程を含む．）において 2 年以上主幹教諭，指導教諭又は教諭の経験のある者

　　4. 修士の学位又は学位規則第 5 条の 2 に規定する専門職学位を有する者

　　5. 特定の分野について，特に優れた知識，技術，技能及び経験を有する者

　　6. その他前各号に掲げる者と同等以上の能力があると認められる者

資料4　**保健師助産師看護師法(抜粋)**

〔1948年7月30日公布，2018年6月27日公布(平成30年法律第66号)改正〕

第3章　試験

〈看護師国家試験の受験資格〉

第21条　看護師国家試験は，次の各号のいずれかに該当する者でなければ，これを受けることができない.

1. 文部科学省令・厚生労働省令で定める基準に適合するものとして，文部科学大臣の指定した学校教育法（昭和22年法律第26号）に基づく大学（短期大学を除く. 第4号において同じ.）において看護師になるのに必要な学科を修めて卒業した者
2. 文部科学省令・厚生労働省令で定める基準に適合するものとして，文部科学大臣の指定した学校において3年以上看護師になるのに必要な学科を修めた者
3. 文部科学省令・厚生労働省令で定める基準に適合するものとして，都道府県知事の指定した看護師養成所を卒業した者
4. 免許を得た後3年以上業務に従事している准看護師又は学校教育法に基づく高等学校若しくは中等教育学校を卒業している准看護師で前3号に規定する大学，学校又は養成所において2年以上修業したもの
5. 外国の第5条に規定する業務に関する学校若しくは養成所を卒業し，又は外国において看護師免許に相当する免許を受けた者で，厚生労働大臣が第1号から第3号までに掲げる者と同等以上の知識及び技能を有すると認めたもの

〈准看護師試験の受験資格〉

第22条　准看護師試験は，次の各号のいずれかに該当する者でなければ，これを受けることができない.

1. 文部科学省令・厚生労働省令で定める基準に適合するものとして，文部科学大臣の指定した学校において2年の看護に関する学科を修めた者
2. 文部科学省令・厚生労働省令で定める基準に従い，都道府県知事の指定した准看護師養成所を卒業した者
3. 前条第1号から第3号まで又は第5号に該当する者
4. 外国の第5条に規定する業務に関する学校若しくは養成所を卒業し，又は外国において看護師免許に相当する免許を受けた者のうち，前条第5号に該当しない者で，厚生労働大臣の定める基準に従い，都道府県知事が適当と認めたもの

〈保健師助産師看護師試験委員の設置〉

第24条　保健師国家試験，助産師国家試験及び看護師国家試験の実施に関する事務をつかさどらせるため，厚生労働省に保健師助産師看護師試験委員を置く.

　2　保健師助産師看護師試験委員に関し必要な事項は，政令で定める.

(略)

(つづく)

〈准看護師試験委員の設置〉

第25条　准看護師試験の実施に関する事務(以下「試験事務」という.)をつかさどらせる
ために,都道府県に准看護師試験委員を置く.

　　2　准看護師試験委員に関し必要な事項は,都道府県の条例で定める.

(略)

第28条　この章に規定するもののほか,第19条から第22条までの規定による学校の
指定又は養成所に関して必要な事項は政令で,保健師国家試験,助産師国家
試験,看護師国家試験又は准看護師試験の試験科目,受験手続,指定試験機
関その他試験に関して必要な事項は厚生労働省令で定める.

第28条の2　保健師,助産師,看護師及び准看護師は,免許を受けた後も,臨床研修
その他の研修(保健師等再教育研修及び准看護師再教育研修を除く.)を受け,
その資質の向上を図るように努めなければならない.

資料5　看護師等養成所の運営に関する指導ガイドライン　第5　教員に関する事項（抜粋）

（厚生労働省：2015年3月31日付医政発0331第21号／2018年4月1日付改正医政発1101第10号）

第5　教員に関する事項

1　専任教員及び教務主任

（1）保健師養成所の専任教員となることのできる者は，次のいずれにも該当する者であること．ただし，保健師として3年以上業務に従事した者で，大学において教育の本質・目標，心身の発達と学習の過程，教育の方法・技術及び教科教育法に関する科目のうちから，合計4単位以上（以下「教育に関する科目」という）を履修して卒業したもの又は大学院において教育に関する科目を履修したものは，これにかかわらず専任教員となることができること．
　　　ア　保健師として5年以上業務に従事した者
　　　イ　（ア）から（ウ）までのいずれかの研修（以下「専任教員として必要な研修」という）を修了した者又は保健師の教育に関し，これと同等以上の学識経験を有すると認められる者
　　　　（ア）厚生労働省が認定した専任教員養成講習会（旧厚生省が委託実施したもの及び厚生労働省が認定した看護教員養成講習会を含む）
　　　　（イ）旧厚生労働省看護研修研究センターの看護教員養成課程
　　　　（ウ）国立保健医療科学院の専攻課程（平成14年度及び平成15年度　旧国立公衆衛生院の専攻課程看護コースを含む）及び専門課程地域保健福祉分野（平成16年度）

（2）助産師養成所の専任教員となることのできる者は，次のいずれにも該当する者であること．ただし，助産師として3年以上業務に従事した者で，大学において教育に関する科目を履修して卒業したもの又は大学院において教育に関する科目を履修したものは，これにかかわらず専任教員となることができること．
　　　ア　助産師として5年以上業務に従事した者
　　　イ　専任教員として必要な研修を修了した者又は助産師の教育に関し，これと同等以上の学識経験を有すると認められる者

（3）看護師養成所の専任教員となることのできる者は，次のいずれにも該当する者であること．ただし，保健師，助産師又は看護師として指定規則別表3の専門分野の教育内容（以下「専門領域」という）のうちの一つの業務に3年以上従事した者で，大学において教育に関する科目を履修して卒業したもの又は大学院において教育に関する科目を履修したものは，これにかかわらず専任教員となることができること．
　　　ア　保健師，助産師又は看護師として5年以上業務に従事した者
　　　イ　専任教員として必要な研修を修了した者又は看護師の教育に関し，これと同等以上の学識経験を有すると認められる者

（4）准看護師養成所の専任教員となることのできる者は，次のいずれにも該当する者であること．ただし，保健師，助産師又は看護師として指定規則別表4の専門科目の教育内容のうちの一つの業務に3年以上従事した者で，大学において教育に関する科目を履修して卒業したもの又は大学院において教育に関する科目を履修したものは，これにかかわらず専任教員となることができること．
　　　ア　保健師，助産師又は看護師として5年以上業務に従事した者

（つづく）

　　イ　専任教員として必要な研修を修了した者又は准看護師の教育に関し，これと
　　　　同等以上の学識経験を有すると認められる者
　　　　　　　　　　　　　（略）
(11)専任教員は，1の養成所の1の課程に限り教務主任となることができること．
(12)専任教員は，専門領域における教授方法の研修や，看護実践現場での研修を受け
　　　るなどにより，自己研鑽に努めること．
　　　　　　　　　　　　　（略）
(14)教務主任となることのできる者は，(1)から(4)までのいずれかに該当する者で
　　　あって，次のいずれかに該当するものであること．
　　　ア　専任教員の経験を3年以上有する者
　　　イ　厚生労働省が認定した教務主任養成講習会修了者
　　　ウ　旧厚生労働省看護研修研究センターの幹部看護教員養成課程修了者
　　　エ　アからウまでと同等以上の学識経験を有すると認められる者
2　養成所の長及びそれを補佐する者
(1)養成所の長が兼任である場合又は2以上の課程を併設する場合には，長を補佐す
　　　る専任の職員を配置することが望ましいこと．
(2)養成所の長を補佐する専任の職員を置く場合は，長又は長を補佐する専任の職員の
　　　いずれかは看護職員とすること．
3　実習調整者
(1)臨地実習全体の計画の作成，実習施設との調整等を行う者(以下「実習調整者」とい
　　　う)が定められていること．
(2)実習調整者となることのできる者は，1-(1)から(4)までのいずれかに該当する者
　　　であること．
4　実習指導教員
(1)実習施設で学生の指導に当たる看護職員を実習指導教員として確保することが望ま
　　　しいこと．
(2)実習指導教員は，保健師養成所にあっては保健師，助産師養成所にあっては助産
　　　師，看護師養成所にあっては保健師，助産師または看護師，准看護師養成所にあっ
　　　ては保健師，助産師，看護師または准看護師とすること．
(3)臨地実習において，同一期間で実習施設が多数に及ぶ場合は実習施設数を踏まえ適
　　　当数確保することが望ましいこと．
　　　　　　　　　　　　　（略）

資料6　看護師等養成所の運営に関する指導ガイドライン　別表3　看護師教育の基本的
　　　　考え方，留意点等(改正案)

〔厚生労働省(2019)：看護基礎教育検討会報告書，https://www.mhlw.go.jp/content/10805000/
000557411.pdf[2020年8月20日アクセス]より抜粋〕

教育の基本的考え方
1)人間を身体的・精神的・社会的に統合された存在として幅広く理解する能力を養う. 2)対象を中心とした看護を提供するために，看護師としての人間関係を形成するコミュニケーション能力を養う. 3)看護師としての責務を自覚し，対象の立場に立った倫理に基づく看護を実践する基礎的能力を養う. 4)科学的根拠に基づいた看護の実践に必要な臨床判断を行うための基礎的能力を養う. 5)健康の保持・増進，疾病の予防及び健康の回復に関わる看護を，健康の状態やその変化に応じて実践する基礎的能力を養う. 6)保健・医療・福祉システムにおける自らの役割及び他職種の役割を理解し，多職種と連携・協働しながら多様な場で生活する人々へ看護を提供する基礎的能力を養う. 7)専門職業人として，最新知識・技術を自ら学び続け，看護の質の向上を図る基礎的能力を養う.

	教育内容	単位数	留意点
基礎分野	科学的思考の基盤 人間と生活・社会の理解	} 14	「専門基礎分野」及び「専門分野」の基礎となる科目を設定し，併せて，科学的思考力及びコミュニケーション能力を高め，感性を磨き，自由で主体的な判断と行動を促す内容とする. 人間と社会の仕組みを幅広く理解する内容とし，家族論，人間関係論，カウンセリング理論と技法等を含むものとする. 国際化へ対応しうる能力，情報通信技術(ICT)を活用するための基礎的能力を養う内容を含むものとする.
	小計	14	職務の特性に鑑み，人権の重要性について十分理解し，人権意識の普及・高揚を図る内容を含むことが望ましい.
専門基礎分野	人体の構造と機能 疾病の成り立ちと回復の促進	} 16	看護学の観点から人体を系統だてて理解し，健康・疾病・障害に関する観察力，判断力を強化するため，解剖生理学，生化学，栄養学，薬理学，病理学，病態生理学，微生物学等を看護実践の基盤として学ぶ内容とする. 臨床判断能力の基盤となる演習を強化する内容とする. アクティブラーニング等を分野・領域に関わらず活用することにより，主体的な学習を促す.
	健康支援と社会保障制度	6	人々が生涯を通じて，健康や障害の状態に応じて社会資源を活用できるように必要な知識と基礎的な能力を養う内容とし，保健・医療・福祉に関する基本概念，関係制度，関係する職種の役割の理解等を含むものとする.
	小計	22	
専門分野	基礎看護学	11	基礎看護学では，臨床判断能力や看護の基盤となる基礎的理論や基礎的技術，看護の展開方法等を学ぶ内容とし，シミュレーション等を活用した演習を強化する内容とする. コミュニケーション，フィジカルアセスメントを強化する内容とする. 事例等に対して，安全に看護技術を適用する方法の基礎を学ぶ内容とする. 看護師として倫理的に判断し，行動するための基礎的能力を養う内容とする.
	地域・在宅看護論	6	地域・在宅看護論では，地域で生活する人々とその家族を理解し，地域における様々な場での看護の基礎を学ぶ内容とする. 地域で提供する看護を理解し，基礎的な技術を身につけ，多職種と協働する中での看護の役割を理解する内容とする. 地域での終末期看護に関する内容も含むものとする.

(つづく)

専門分野	成人看護学	6	講義，演習及び実習を効果的に組み合わせ，看護実践能力の向上を図る内容とする． 健康の保持・増進及び疾病の予防に関する看護の方法を学ぶ内容とする． 成長発達段階を深く理解し，様々な健康状態にある人々及び多様な場で看護を必要とする人々に対する看護の方法を学ぶ内容とする．
	老年看護学	4	
	小児看護学	4	
	母性看護学	4	
	精神看護学	4	
	看護の統合と実践	4	チーム医療における看護師としてのメンバーシップ及びリーダーシップの発揮や多職種との連携・協働を学ぶ内容とする． 臨床判断を行うための基礎的能力を養うために，専門基礎分野で学んだ内容をもとに看護実践を段階的に学ぶ内容とする． 看護をマネジメントできる基礎的能力を養う内容とする． 医療安全の基礎的知識を含む内容とする． 災害の基礎的知識を含む内容とする． 諸外国における保健・医療・福祉の課題を理解する内容とする． 看護技術の総合的な評価を行う内容とする．
	臨地実習	23	効果的に臨地実習を行うことができるよう，各養成所において各教育内容の単位数を設定すること．ただし，各教育内容の単位数の設定は記載された数字以上とすること． 知識・技術を看護実践の場面に適用し，看護の理論と実践を結びつけて理解できる能力を養う実習とする． 対象者及び家族の意思決定を支援することの重要性を学ぶ実習とする． チームの一員としての役割を学ぶ実習とする． 保健・医療・福祉との連携，協働を通して，切れ目のない看護を学ぶ実習とする． 地域における多様な場で実習を行うこと． 看護の統合と実践では，各専門領域での実習を踏まえ，実務に即した実習（複数の患者を受け持つ実習，一勤務帯を通した実習等）を行う．また，多職種と連携・協働しながら看護を実践する実習や，夜間の実習を行うことが望ましい．
	基礎看護学	3	
	地域・在宅看護論	2	
	成人看護学	} 4	
	老年看護学		
	小児看護学	2	
	母性看護学	2	
	精神看護学	2	
	看護の統合と実践	2	
	小計	66	
総計		102	

備考　看護の対象の特性に鑑み，包括的かつ継続的な看護を学修できるよう，複数の領域を横断した科目を設定する等，効果的に学ぶための工夫をすることが望ましい．
　　　専門分野の臨地実習の各教育内容における単位数は，最低限取得すべき単位数である．

資料7　**看護師等養成所の運営に関する指導ガイドライン　別表3-2　看護師教育の基本的考え方，留意点等〔2年課程，2年課程（定時制），2年課程（通信制）〕（改正案）**

〔厚生労働省（2019）：看護基礎教育検討会報告書．https://www.mhlw.go.jp/content/10805000/000557411.pdf〔2020年8月20日アクセス〕より抜粋〕

教育の基本的考え方

1) 人間を身体的・精神的・社会的に統合された存在として幅広く理解する能力を養う．
2) 対象を中心とした看護を提供するために，看護師としての人間関係を形成するコミュニケーション能力を養う．
3) 看護師としての責務を自覚し，対象の立場に立った倫理に基づく看護を実践する基礎的能力を養う．
4) 科学的根拠に基づいた看護の実践に必要な臨床判断を行うための基礎的能力を養う．
5) 健康の保持・増進，疾病の予防及び健康の回復に関わる看護を，健康の状態やその変化に応じて実践する基礎的能力を養う．
6) 保健・医療・福祉システムにおける自らの役割及び他職種の役割を理解し，多職種と連携・協働しながら多様な場で生活する人々へ看護を提供する基礎的能力を養う．
7) 専門職業人として，最新知識・技術を自ら学び続け，看護の質の向上を図る基礎的能力を養う．

教育内容		2年課程 2年課程 （定時制） 単位数	2年課程 （通信制） 通信学習 単位数	留意点
基礎分野	科学的思考の基盤 人間と生活・社会の理解	8	8	「専門基礎分野」及び「専門分野」の基礎となる科目を設定し，併せて，科学的思考力及びコミュニケーション能力を高め，感性を磨き，自由で主体的な判断と行動を促す内容とする． 人間と社会の仕組みを幅広く理解する内容とし，家族論，人間関係論，カウンセリング理論と技法等を含むものとする． 国際化へ対応しうる能力，情報通信技術（ICT）を活用するための基礎的能力を養う内容を含むものとする． 職務の特性に鑑み，人権の重要性について十分理解し，人権意識の普及・高揚を図る内容を含むことが望ましい．
	小計	8	8	
専門基礎分野	人体の構造と機能 疾病の成り立ちと回復の促進	10	10	看護学の観点から人体を系統だてて理解し，健康・疾病・障害に関する観察力，判断力を強化するため，解剖生理学，生化学，栄養学，薬理学，病理学，病態生理学，微生物学等を看護実践の基盤として学ぶ内容とする． 臨床判断能力の基盤となる演習を強化する内容とする．
	健康支援と社会保障制度	4	4	人々が生涯を通じて，健康や障害の状態に応じて社会資源を活用できるように必要な知識と基礎的な能力を養う内容とし，保健・医療・福祉に関する基本概念，関係制度，関係する職種の役割の理解等を含むものとする．
	小計	14	14	

（つづく）

専門分野	基礎看護学	6	6	基礎看護学では，臨床判断能力や看護の基盤となる基礎的理論や基礎的技術，看護の展開方法等を学ぶため，看護学概論，看護技術，臨床看護総論を含む内容とし，シミュレーション等を活用した演習を強化する内容とする．コミュニケーション，フィジカルアセスメントを強化する内容とする．事例等に対して，安全に看護技術を適用する方法の基礎を学ぶ内容とする．看護師として倫理的に判断し，行動するための基礎的能力を学ぶ内容とする．
	地域・在宅看護論	5	5	地域・在宅看護論では地域で生活しながら療養する人々とその家族を理解し，地域における様々な場での看護の基礎を学ぶ内容とする．地域で提供する看護を理解し，基礎的な技術を身につけ，多職種と協働する中での看護の役割を理解する内容とする．地域での終末期看護に関する内容も含むものとする．
	成人看護学	3	3	講義，演習及び実習を効果的に組み合わせ，看護実践能力の向上を図る内容とする．健康の保持・増進及び疾病の予防に関する看護の方法を学ぶ内容とする．成長発達段階を深く理解し，様々な健康状態にある人々及び多様な場で看護を必要とする人々に対する看護の方法を学ぶ内容とする．
	老年看護学	3	3	
	小児看護学	3	3	
	母性看護学	3	3	
	精神看護学	3	3	
	看護の統合と実践	4	4	チーム医療における看護師としてのメンバーシップ及びリーダーシップの発揮や多職種との連携・協働を学ぶ内容とする．基礎的臨床判断能力を養う内容とする．看護をマネジメントできる基礎的能力を養う内容とする．医療安全の基礎的知識を含む内容とする．災害の基礎的知識を含む内容とする．諸外国における保健・医療・福祉の課題を理解する内容とする．看護技術の総合的な評価を行う内容とする．
	小計	30	30	

（つづく）

教育内容		2年課程 2年課程 （定時制） 単位数	2年課程 （通信制） 通信学習 単位数		留意点
専門分野	臨地実習		紙上事例演習	病院見学実習及び面接授業	知識・技術を看護実践の場面に適用し，看護の理論と実践を結びつけて理解できる能力を養う実習とする．
			単位数	単位数	
	基礎看護学	2	1	1	
	地域・在宅看護論	2	1	1	対象者及び家族の意思決定を支援することの重要性を学ぶ実習とする． チームの一員としての役割を学ぶ実習とする． 保健・医療・福祉との連携，協働を通して，切れ目のない看護を学ぶ実践する実習とする． 地域における多様な場で実習を行うこと．
	成人看護学 老年看護学	} 4	} 2	} 2	
	小児看護学	2	1	1	
	母性看護学	2	1	1	
	精神看護学	2	1	1	
	看護の統合と実践	2	1	1	看護の統合と実践では，各専門領域での実習を踏まえ実務に即した（複数の患者を受け持つ実習，一勤務帯を通した実習等）を行う．また，多職種と連携・協働しながら看護を実践する実習や，夜間の実習を行うことが望ましい． 2年課程（通信制）については，紙上事例演習，病院等見学実習，面接授業で代える．
	小計	16	8	8	
総計		68	68		

資料8　看護師等養成所の運営に関する指導ガイドライン　別表4　准看護師教育の基本的考え方，留意点等(改正案)

〔厚生労働省(2019)：看護基礎教育検討会報告書，https://www.mhlw.go.jp/content/10805000/000557411.pdf[2020年8月20日アクセス]より抜粋〕

准看護師教育の基本的考え方
1) 人間を身体的・精神的・社会的側面から把握し，対象者を生活する人として理解する基礎的能力を養う．
2) 医師，歯科医師，又は看護師の指示のもとに，療養上の世話や診療の補助を，対象者の安楽を配慮し安全に実施することができる能力を養う．
3) 看護をもった人々と家族のさまざまな考え方や人格を尊重し，倫理に基づいた看護が実践できる基礎的能力を養う．
4) 保健・医療・福祉チームにおける各職種の役割を理解し，准看護師としての役割を果たす基礎的能力を養う．
5) 看護実践における自らの課題に取り組み，継続的に自らの能力を維持・向上する基礎的能力を養う．

	教育内容	時間数	留意点
基礎分野	論理的思考の基盤	35	コミュニケーションの基礎となる読解力及び表現力を養う内容とする． 情報通信技術(ICT)の基礎的知識や情報管理を学ぶ内容とする．
	人間と生活・社会	35	保健・医療・福祉を取り巻く社会の仕組みを知るための基礎的能力を養う内容とする． 人権の重要性について理解し，倫理的な視点や尊厳の保持について学び，人間を生活者として理解するための内容とする．
	小計	70	
専門基礎分野	人体の仕組みと働き	105	人体の構造と機能について，生活行動の観点から理解する内容とする．
	栄養	35	
	薬理	70	
	疾病の成り立ち	105	疾病の成り立ちと回復を理解するのに必要な薬物，感染症，栄養等に加え，感染と予防について理解するための基礎的知識を学ぶ内容とする．
	保健医療福祉の仕組み 看護と法律	} 35	准看護師としての役割と責任を果たすために，保健医療福祉の仕組みを理解し，かつ，看護に係る法制度と結び付けて学ぶ内容とする．
	小計	350	

(つづく)

教育内容		時間数	留意点
専門分野	基礎看護	385	看護の基盤となる「看護」及び「環境」「健康」「人間」の概念,生活者としての対象の理解,准看護師の役割と機能,看護における倫理の他,在宅などの多様な場における療養生活や基礎的な災害時の看護について学ぶ内容とする.また,シミュレーション教育を活用し,実践に結び付けられるよう教授方法を工夫する.
	看護概論	70	患者等の心理を理解し,信頼関係を深めることができるコミュニケーション技術を身につける内容とする.
	基礎看護技術	245	根拠を理解した上で,自立／自律して対象の状態に応じた看護技術を安全・安楽に提供することを目指す内容とする.
	臨床看護概論	70	患者の状態や変化を的確に観察した上で,適切に報告し,記録できる能力を養う内容とする.
	成人看護	} 210	各領域における対象の理解と必要な看護について学ぶ内容とする.
	老年看護		
	母子看護	70	
	精神看護	70	
	小計	735	
	臨地実習	735	看護の対象の理解を促し,各科目で学習した療養上の世話と診療の補助を体験する内容とする.自身の行った看護実践を振り返り,安全・安楽な看護について考え実践する姿勢を養う内容とする.チームにおける准看護師の役割や責任を意識しながら援助を行う視点を養う内容とする.在宅などの多様な場における対象者の療養生活を学ぶ内容とする.
	基礎看護	210	
	成人看護	} 385	
	老年看護		
	母子看護	70	
	精神看護	70	
	小計	735	
総計		1,890	

資料9　**看護師等養成所の運営に関する指導ガイドライン　別表9　機械器具，模型及び図書(看護師養成所)(改正案)**

〔厚生労働省(2019)：看護基礎教育検討会報告書．https://www.mhlw.go.jp/content/10805000/000557411.pdf[2020年8月20日アクセス]より抜粋〕

品目	数量	品目	数量
ベッド		**機能訓練用具**	
成人用ベッド(高さや傾きが調整可能なものを含む)	学生4人に1	車椅子	適当数
		歩行補助具	※
小児用ベッド	適当数	自助具(各種)	適当数
新生児用ベッド	適当数	**在宅看護用具**	
保育器	※	手すり付き風呂	1
床頭台	適当数	車椅子用トイレ	1
オーバーベッドテーブル	適当数	低ベッド	1
患者用移送車(ストレッチャー)	1	**リネン類(各種)**	適当数
担架	※	**模型**	
実習用モデル人形		人体解剖	1
看護実習モデル人形	学生10人に1	人体骨格	1
注射訓練モデル	適当数	血液循環系統	1
静脈採血注射モデル	適当数	頭骨分解	1
気管内挿管訓練モデル	適当数	心臓解剖	1
救急蘇生人形	適当数	呼吸器	1
経管栄養訓練モデル	適当数	消化器	1
吸引訓練モデル	適当数	脳及び神経系	1
導尿訓練モデル	適当数	筋肉	1
浣腸訓練モデル	適当数	皮膚裁断	1
乳房マッサージ訓練モデル	適当数	目・耳の構造	1
沐浴用人形	学生4人に1	歯の構造	1
ファントーム	適当数	鼻腔・咽頭・喉頭の構造	1
看護用具等		腎臓及び泌尿器系	1
洗髪用具一式	適当数	骨盤径線	1
清拭用具一式	適当数	妊娠子宮	1
沐浴槽	学生4人に1	胎児発育順序	1
排泄用具一式	適当数	受胎原理	1
口腔ケア用具一式	適当数	**栄養指導用フードモデル(各種)**	適当数
罨法用具一式	適当数	**視聴覚教材**	
処置用具等		映像・音声を記録・再生する装置一式	適当数
診察用具一式	適当数	教材用DVD等	適当数
計測器一式	適当数	プロジェクター	適当数
救急処置器材一式	適当数	ワイヤレスマイク	適当数
人工呼吸器	※	**その他**	
注射用具一式	適当数	パーソナルコンピューター	適当数
経管栄養用具一式	適当数	複写機，プリンター	適当数
浣腸用具一式	適当数	**図書**	
洗浄用具一式	適当数	基礎分野に関する図書	1,000冊以上
処置台又はワゴン	ベッド数	専門基礎分野及び専門分野に関する図書	1,500冊以上
酸素吸入装置及び酸素ボンベ	※	学術雑誌	20種類以上
吸入器	※		
吸引装置又は吸引器	※		
心電計	※		
輸液ポンプ	※		

備考　※の機械器具については，教育内容や方法にあわせて講義又は演習時のみに備えることでも差し支えないこと．また，視聴覚教材は同様の機能を有する他の機器で代替することができる．図書については，電子書籍でも可能ではあるが，学生が使用できる環境を整えること．

資料 10　**看護師等養成所の運営に関する指導ガイドライン　別表 10　機械器具，模型及び図書（准看護師養成所）（改正案）**

〔厚生労働省（2019）：看護基礎教育検討会報告書，https://www.mhlw.go.jp/content/10805000/000557411.pdf［2020 年 8 月 20 日アクセス］より抜粋〕

品目	数量
ベッド	
成人用ベッド（高さや傾きが調整可能なものを含む.）	学生 4 人に 1
小児用ベッド	適当数
新生児用ベッド	適当数
床頭台	適当数
オーバーベッドテーブル	適当数
患者用移送車（ストレッチャー）	1
実習用モデル人形	
看護実習モデル人形	2
注射訓練モデル	適当数
救急蘇生人形	適当数
経管栄養訓練モデル	適当数
吸引訓練モデル	適当数
導尿訓練モデル	適当数
浣腸訓練モデル	適当数
沐浴用人形	2
静脈採血注射モデル	適当数
看護用具等	
洗髪用具一式	適当数
清拭用具一式	適当数
沐浴槽	2
排泄用具一式	適当数
口腔ケア用具一式	適当数
罨法用具一式	適当数
処置用具等	
診察用具一式	適当数
計測器一式	適当数
救急処置用器材一式（人工呼吸器を除く）	※
注射用具一式	適当数
経管栄養用具一式	適当数
浣腸用具一式	適当数
洗浄用具一式	適当数
処置台又はワゴン	2
酸素吸入装置及び酸素ボンベ	※
吸入器	※
吸引装置又は吸引器	※
輸液ポンプ	※

品目	数量
機能訓練用具	
車椅子	適当数
歩行補助具	※
自助具（各種）	適当数
リネン類（各種）	適当数
模型	
人体解剖	1
人体骨格	1
血液循環系統	1
頭骨分解	1
呼吸器	1
消化器	1
筋肉	1
妊娠子宮	1
胎児発育順序	1
視聴覚教材	
映像・音声を記録・再生する装置一式	適当数
教材用 DVD 等	適当数
プロジェクター	適当数
ワイヤレスマイク	※
その他	
パーソナルコンピューター	※
複写機，プリンター	適当数
図書	
基礎科目に関する図書	500 冊以上
専門基礎科目及び専門科目に関する図書	1,000 冊以上
学術雑誌	10 種類以上

備考　※の機械器具については，教育内容や方法にあわせて講義又は演習時のみに備えることでも差し支えないこと．また，視聴覚教材は同様の機能を有する他の機器で代替することができる．図書については，電子書籍でも可能ではあるが，学生が使用できる環境を整えること．

資料11　**看護師等養成所の運営に関する指導ガイドライン　別表13-2　看護師教育の技術項目と卒業時の到達度（改正案）**

■卒業時の到達度レベル
〈演習〉
Ⅰ：モデル人形もしくは学生間で単独で実施できる
Ⅱ：モデル人形もしくは学生間で指導の下で実施できる
〈実習〉
Ⅰ：単独で実施できる
Ⅱ：指導の下で実施できる
Ⅲ：実施が困難な場合は見学する

〔厚生労働省(2019)：看護基礎教育検討会報告書．https://www.mhlw.go.jp/content/10805000/000557411.pdf[2020年8月20日アクセス]より抜粋〕

項目	技術の種類	卒業時の到達度	
		演習	実習
1. 環境調整技術	1 快適な療養環境の整備	Ⅰ	Ⅰ
	2 臥床患者のリネン交換	Ⅰ	Ⅱ
2. 食事の援助技術	3 食事介助(嚥下障害のある患者を除く)	Ⅰ	Ⅰ
	4 食事指導	Ⅱ	Ⅱ
	5 経管栄養法による流動食の注入	Ⅰ	Ⅱ
	6 経鼻胃チューブの挿入	Ⅰ	Ⅲ
3. 排泄援助技術	7 排泄援助(床上，ポータブルトイレ，オムツ等)	Ⅰ	Ⅱ
	8 膀胱留置カテーテルの管理	Ⅰ	Ⅲ
	9 導尿又は膀胱留置カテーテルの挿入	Ⅱ	Ⅲ
	10 浣腸	Ⅰ	Ⅲ
	11 摘便	Ⅰ	Ⅲ
	12 ストーマ管理	Ⅱ	Ⅲ
4. 活動・休息援助技術	13 車椅子での移送	Ⅰ	Ⅰ
	14 歩行・移動介助	Ⅰ	Ⅰ
	15 移乗介助	Ⅰ	Ⅱ
	16 体位変換・保持	Ⅰ	Ⅰ
	17 自動・他動運動の援助	Ⅰ	Ⅱ
	18 ストレッチャー移送	Ⅰ	Ⅱ
5. 清潔・衣生活援助技術	19 足浴・手浴	Ⅰ	Ⅰ
	20 整容	Ⅰ	Ⅰ
	21 点滴・ドレーン等を留置していない患者の寝衣交換	Ⅰ	Ⅰ
	22 入浴・シャワー浴の介助	Ⅰ	Ⅱ
	23 陰部の保清	Ⅰ	Ⅱ
	24 清拭	Ⅰ	Ⅱ
	25 洗髪	Ⅰ	Ⅱ
	26 口腔ケア	Ⅰ	Ⅱ
	27 点滴・ドレーン等を留置している患者の寝衣交換	Ⅰ	Ⅱ
	28 新生児の沐浴・清拭	Ⅰ	Ⅲ

(つづく)

項目	技術の種類	卒業時の到達度	
		演習	実習
6. 呼吸・循環を整える技術	29 体温調節の援助	I	I
	30 酸素吸入療法の実施	I	II
	31 ネブライザーを用いた気道内加湿	I	II
	32 口腔内・鼻腔内吸引	II	III
	33 気管内吸引	II	III
	34 体位ドレナージ	I	III
7. 創傷管理技術	35 褥瘡予防ケア	II	II
	36 創傷処置(創洗浄, 創保護, 包帯法)	II	II
	37 ドレーン類の挿入部の処置	II	III
8. 与薬の技術	38 経口薬(バッカル錠, 内服薬, 舌下錠)の投与	II	II
	39 経皮・外用薬の投与	I	II
	40 坐薬の投与	II	II
	41 皮下注射	II	III
	42 筋肉内注射	II	III
	43 静脈路確保・点滴静脈内注射	II	III
	44 点滴静脈内注射の管理	II	II
	45 薬剤等の管理(毒薬, 劇薬, 麻薬, 血液製剤, 抗悪性腫瘍薬を含む)	II	III
	46 輸血の管理	II	III
9. 救命救急処置技術	47 緊急時の応援要請	I	I
	48 一次救命処置(Basic Life Support：BLS)	I	I
	49 止血法の実施	I	III
10. 症状・生体機能管理技術	50 バイタルサインの測定	I	I
	51 身体計測	I	I
	52 フィジカルアセスメント	I	II
	53 検体(尿, 血液等)の取扱い	I	II
	54 簡易血糖測定	II	II
	55 静脈血採血	II	III
	56 検査の介助	I	II
11. 感染予防技術	57 スタンダード・プリコーション(標準予防策)に基づく手洗い	I	I
	58 必要な防護用具(手袋, ゴーグル, ガウン等)の選択・着脱	I	I
	59 使用した器具の感染防止の取扱い	I	II
	60 感染性廃棄物の取扱い	I	II
	61 無菌操作	I	II
	62 針刺し事故の防止・事故後の対応	I	II

(つづく)

12.安全管理の技術	63 インシデント・アクシデント発生時の速やかな報告	I	I
	64 患者の誤認防止策の実施	I	I
	65 安全な療養環境の整備(転倒・転落・外傷予防)	I	II
	66 放射線の被ばく防止策の実施	I	I
	67 人体へのリスクの大きい薬剤のばく露予防策の実施	II	III
	68 医療機器(輸液ポンプ,シリンジポンプ,心電図モニター,酸素ボンベ,人工呼吸器等)の操作・管理	II	III
13.安楽確保の技術	69 安楽な体位の調整	I	II
	70 安楽の促進・苦痛の緩和のためのケア	I	II
	71 精神的安寧を保つためのケア	I	II

資料 12　看護教員に関する講習会の実施概要（抜粋）

（厚生労働省：看護教員に関する講習会の実施要領について，2010 年 4 月 5 日付医政発 0405 第 3 号／ 2016 年 4 月 14 日付改正医政発 0414 第 7 号）

専任教員養成講習会実施要領

1　目的
　　看護職員の養成に携わる者に対して必要な知識，技術を修得させ，もって看護教育の内容の充実向上を図ることを目的とすること．

2　講習会の実施
　　講習会は，都道府県又はこれに準ずるものとして厚生労働省が認める者が別に示す専任教員養成講習会及び教務主任養成講習会ガイドライン（以下「ガイドライン」という．）に沿って実施するものとすること．
　　ただし，都道府県が実施する場合において，都道府県が事業の目的達成のために必要があると認めるときは，業務の一部をその適当と認める者に委託することができること．

3　受講対象者
　　保健師，助産師又は看護師として 5 年以上業務に従事した者であって，本講習会修了後看護教育に従事する者とすること．

4　単位等
　　原則として 34 単位（855 時間）以上とすること．

教務主任養成講習会実施要領

1　目的
　　看護師等養成所の教務主任となる者に対して，養成所の運営・管理及び教員に対する指導を行うために必要な専門的知識・技術を修得させ，養成所における看護教育の充実及び質の向上を図ることを目的とすること．

2　講習会の実施
　　講習会は，都道府県又はこれに準ずるものとして厚生労働省が認める者がガイドラインに沿って実施するものとすること．
　　ただし，都道府県が実施する場合において，都道府県が事業の目的達成のために必要があると認めるときは，業務の一部をその適当と認める者に委託することができるものとすること．

3　受講対象者
　　看護師等養成所の運営に関する指導ガイドライン第 5 の 1 の(1)，(2)又は(3)のいずれかに該当する者で，看護教員として 3 年以上勤務した者とすること．

4　単位等
　　原則として 18 単位（420 時間）以上とすること．

資料13 **看護教員の教育実践力と講習会終了時の到達目標（抜粋）**

〔厚生労働省（2010）：専任教員養成講習会及び教務主任養成講習会ガイドライン，https://www. mhlw.go.jp/stf/shingi/2r98520000021c5z-att/2r98520000021d00.pdf〔2020年8月21日アクセス〕／ 2015年1月6日付改正医政看発0106第4号〕

能力	下位能力	定義	講習会終了時の到達目標
I 看護教育の基盤となる能力	A 看護教員の基本的責務	1 看護教員として果たすべき責務を理解するとともに，果たすことのできる業務範囲を認識できる能力 2 自分の専門的判断と行為に関する説明責任を果たすことのできる能力 3 学習の成果とさらに深めたい課題について十分な情報を説明できる能力	1 組織の一員として，カリキュラム運営について教員会議で発言する必要性がわかる． 2 自己の看護教育に対する考え方を理論的に明確にし，学生に示すことができる． 3 私はこれから教師という仕事にやりがいを見出し取り組んでいける． 4 自分の役割を果たす上での限界を，同僚あるいは関係者に説明できる． 5 自分の言動が学生に及ぼす影響を自覚して，責任ある行動がとれる．
	B 看護教育における倫理的実践	1 看護教育における倫理について理解し，教育実践できる能力 2 看護学生の尊厳や人権を擁護するとともに，意志決定を支える援助ができる能力	6 教師として知り得た学生の個人情報を他所で話題にしないように行動する． 7 学生が立てた学習計画を尊重しながら，助言している．
	C 看護学生との援助的人間関係	1 相互理解を基本とした援助関係を形成できる能力 2 学生の生活背景や価値・信条，文化を理解する能力	8 授業では，学生の意見や要望を認め，受け入れるような関わりができる． 9 学生の個性を大切にし，個々の成長に応じて対応できる． 10 学生の相談に応じる際には丁寧に話を聴き，学生が自分の気持ちを本音で話せるように関わろうとする．

（つづく）

能力	下位能力	定義	講習会終了時の到達目標
II 看護教育の展開能力	1 看護学生のレディネスに応じた教育実践力	D 看護教育における教育的判断 1 看護学生の学習状況を即座に分析・解釈し，教育的介入の必要性，介入方法の妥当性を判断できる能力	11 ケア場面において，患者の反応や学生のケア提供による影響を見極め，援助の中止・変更を決定できる. 12 学生がケアを患者の状態に合わせて安全に実施できるように，患者のベッドサイドで，ケアの改善点をタイミングよく助言・指導できる.
		E 看護教育の計画的な展開 1 看護学生の理解の成立のために授業を計画できる能力 2 看護学生の反応に応じて授業を実践できる能力	13 対象となる学生の既習知識・経験・考え方を捉え，授業の到達目標が設定できる. 14 自己の看護観と教育観を踏まえた教材研究をし，授業内容を抽出できる. 15 授業内容を中核目標として，論理性のある順序で配列できる. 16 実習目標を達成するために，患者に必要なケアや学生の実習体験を考慮して，指導内容を抽出できる. 17 実習目標を達成するために，患者の状況と学生の実習体験を考慮して，実習指導方法を選択できる. 18 保健師等養成所指定規則と比較して，自校または，教育実習を行った養成所のカリキュラムの特徴を述べることができる. 19 自校または，教育実習を行った養成所の看護教育の現状を分析し，カリキュラム上の課題を見出すことができる. 20 授業では，学生の反応を捉えながら，教材・教具を提示し説明できる. 21 授業では，発問や指示，KR情報を用いて学生の思考を促し，理解内容の確認ができる. 22 学生が看護の現象について研究的態度で追求できるように，文献の検索方法や読み方を指導できる. 23 学生がケアを患者の状態に合わせて安全に実施できるように，患者のベッドサイドで，ロールモデルを示すことができる. 24 学生と患者の関係を捉えて，患者−看護師関係形成の視点から調整の必要性が判断できる. 25 学生に体験の振り返りを促し，看護として意味づけられるように発問できる. 26 学習内容が深化していくようにグループダイナミクスを活用して，カンファレンスを運営できる.
		F 教育実践の評価 1 実施した教育を評価・修正できる能力	27 授業目標の達成についての評価結果を指導に生かすことができる. 28 指導過程を振り返り，用いた教材や指導技術について，改善点を見出すことができる.
		G 創造的教育活動の推進 1 人々と協働して，学習の場を作り出せる能力	29 人々の協力を得て，教育活動を新たに考えだすことができる.

（つづく）

Ⅱ 看護教育の展開能力	2 教育環境と教育体制の調整能力	H 教育機関における危機管理	1 顕在的・潜在的なリスク等を明らかにし，起こり得る事故の防止と発生に対応できる	30	学習活動の中で起こりうるリスクを予測し，事故を予防するための対処方法が考えられる．
		I 教育組織におけるチーム連携	1 教育システムを理解し，看護学生が継続的・効果的な教育を受けることができるように利用可能な人・場・情報を活用し，支援体制を調整できる能力	31 32	臨地実習において，学習が促進するように，実習に必要な物品や実習指導者との関係を整えることができる． 必要に応じて，臨地実習の指導責任者や指導者との連絡や調整の時期を判断できる．
		J 教育組織の管理	1 教育組織として，質の高い教育実践ができるように業務分担し，モニタリングしていく能力	33	自分が担当している業務内容を同僚に話し，意見を求める必要性がわかる．
Ⅲ 看護教育実践の中で研鑽する能力		K 専門性の向上	1 看護及び看護教育現象を分析し，看護学・看護教育学を探究する能力 2 看護教育の役割を社会的承認が得られるように表明することができる能力	34	専門領域の内容に関する教材研究において，テキスト・資料の内容を批判的に検討できる．
		L 看護教育の質の評価と改善	1 看護実践から得た知識や看護教育研究の成果を活用して，看護教育を改善し，教育の質を向上させていく能力	35	困難を感じた自己の教育実践を振り返り，その実践についての新たな教育的理解を見出すことができる．
		M 継続学習	1 学ぶことへの動機（モチベーション）とエネルギーを維持させ，自分自身を振り返り，専門職としての能力を保持・向上させていく能力	36 37 38	専門領域の看護学研究の動向を把握し，追求したいテーマを見出すことができる． 看護教員として自己のあり方を洞察し，課題を見出すことができる． 専門領域の看護実践力を高めるために，実践的な内容に関する研修を続けていくことができる．

受講生が体験を通して獲得した能力を「到達目標」に示したものである．「できる・できない」の行動のみを評価するものではない．受講生が自己の課題を見出し，今後の教育実践で解決していく方向性を明確にするものである．

資料 14　臨地実習において看護学生が行う基本的な看護技術の水準

〔厚生労働省(2003)：看護基礎教育における技術教育のあり方に関する検討会報告書 資料 1, https://www.mhlw.go.jp/shingi/2003/03/s0317-4a.html［2020 年 8 月 21 日アクセス］より転載〕

項目　水準	1　教員や看護師の助言・指導により学生が単独で実施できるもの
環境調整技術	療養生活環境調整(温・湿度，換気，採光，臭気，騒音，病室整備)，ベッドメーキング，リネン交換
食事援助技術	食事介助，栄養状態・体液・電解質バランスの査定，食生活支援
排泄援助技術	自然排尿・排便援助，便器・尿器の使い方，オムツ交換，失禁ケア，排尿困難時の援助 膀胱内留置カテーテル法(管理)
活動・休息 援助技術	体位変換，移送(車いす)，歩行・移動の介助，廃用性症候群予防，体位変換，入眠・睡眠の援助，安静
清潔・衣生活 援助技術	入浴介助，部分浴・陰部ケア，清拭，洗髪，口腔ケア，整容 寝衣交換など衣生活援助(臥床患者)
呼吸・循環を 整える技術	酸素吸入療法，気道内加湿法，体温調整，吸引(口腔，鼻腔)
創傷管理技術	褥創の予防ケア
与薬の技術	経口・経皮・外用薬の与薬方法
救命救急処置 技術	意識レベル把握
症状・生体機能 管理技術	バイタルサイン(体温，脈拍，呼吸，血圧)の観察，身体計測，症状・病態の観察，検体の採取と扱い方(採尿，尿検査)，検査時の援助(心電図モニター，パルスオキシメータの使用，スパイロメータの使用)
感染予防の技術	スタンダードプリコーション 感染性廃棄物の取り扱い
安全管理の技術	療養生活の安全確保，転倒・転落・外傷予防，医療事故予防，リスクマネジメント
安楽確保の技術	体位保持，罨法等身体安楽促進ケア，リラクセーション
項目　水準	2　教員や看護師の指導・監視のもとで学生が実施できるもの
環境調整技術	
食事援助技術	経管栄養法(経鼻胃チューブの挿入) 経管栄養法(流動食の注入)
排泄援助技術	浣腸，導尿，摘便，ストーマ造設者のケア，膀胱内留置カテーテル法(カテーテル挿入)
活動・休息 援助技術	移送(ストレッチャー)，関節可動域訓練
清潔・衣生活 援助技術	沐浴 寝衣交換など衣生活援助(輸液ライン等が入っている患者)

(つづく)

呼吸・循環を整える技術	吸引(気管内)，体位ドレナージ，酸素ボンベの操作，低圧胸腔内持続吸引中の患者のケア 人工呼吸器装着中の患者のケア
創傷管理技術	包帯法，創傷処置
与薬の技術	直腸内与薬方法，点滴静脈内注射・中心静脈栄養の管理 皮内・皮下・筋肉内・静脈内注射の方法 輸液ポンプの操作
救命救急処置技術	
症状・生体機能管理技術	検体の採取と扱い方(採血，血糖測定) 検査時の援助(胃カメラ，気管支鏡，腰椎穿刺，12誘導心電図など)
感染予防の技術	無菌操作
安全管理の技術	
安楽確保の技術	
項目　　水準	3　学生は原則として看護師・医師の実施を見学する
環境調整技術	
食事援助技術	
排泄援助技術	
活動・休息援助技術	
清潔・衣生活援助技術	
呼吸・循環を整える技術	人工呼吸器の操作 低圧胸腔内持続吸引器の操作
創傷管理技術	
与薬の技術	輸血の管理
救命救急処置技術	救急法，気道確保，気管挿管，人工呼吸，閉鎖式心マッサージ，除細動，止血
症状・生体機能管理技術	
感染予防の技術	
安全管理の技術	
安楽確保の技術	

「看護学教育の在り方に関する検討会報告(平成 14 年 3 月 26 日)」に一部項目を追加した.

資料15　看護教員の向上すべき資質と求められる能力(抜粋)

〔厚生労働省(2010)：今後の看護教員のあり方に関する検討会報告書, https://www.mhlw.go.jp/shingi/2010/02/dl/s0217-7b.pdf[2020年8月21日アクセス]〕

Ⅰ. 看護教員の資質・能力に関して

1. 看護教員の資質・能力に関する課題

○看護基礎教育を充実させるためには，看護教員の質の向上が不可欠であり，質の高い教育を実施することができる看護教員にはどのような資質・能力が求められるのかを整理し，目標を示すことが必要である．

○看護教員には看護実践能力と教育実践能力のどちらも必要であり，そのバランスが重要であり，その両方を補い合うシステムを作ることが望まれる．

○その一方で，看護教員の看護実践能力の維持には困難が伴い，臨床現場を離れている看護教員に現場と同等の看護実践能力を一律に求めるには限界がある．看護教員が自らの看護実践能力を維持するために努力することは必要であるが，学生等の指導に適した臨床現場の看護職員を見極める能力，臨床実践の状況を教材化して学生等に説明・指導できる能力，臨床現場の看護職員と協働できる能力が求められるという意見もある．

2. 看護教員の向上すべき資質と求められる能力

○看護教員の向上すべき資質と求められる能力として重要なものを本検討会の議論から抽出した.
1)向上すべき資質
・対人関係における自己の表現力や相手に対する理解
・多様な個性を尊重する人権意識や倫理観，看護に対する価値観
・人として，看護職として学生等の目標となることができる人間性
2)求められる能力
①教育実践能力
【教育課程】
・時代の要請に合ったカリキュラムを作成し，それを授業展開，評価，改善する能力
【授業設計・実施】
・自らの専門領域の教育のみでなく，全ての領域とのかかわりを意識して教育を展開する能力
・学生等が，リアリティーを感じながら自分の課題として学ぶことができる学習環境を設定する能力
・学生等の体験や臨床実践の状況を教材化して学生等に説明する能力
　→教材化のためには，さらに学生等及び患者理解の能力，言語化能力，状況把握能力などが必要である
【学生等指導・評価】
・多様な学生等に対応する指導力
・臨地実習の中で学習を積み重ねていく学生等を形成的に評価する能力
・学生等が自らの能力開発に将来活かすことができるような客観的な評価を行う能力
②コミュニケーション能力
・学生等に対するコミュニケーション能力
　→学生等が抱えている精神的，身体的な課題に対応するカウンセリング能力，教育的視点や有する知識を正確に伝える能力

(つづく)

- ・学生同士のコミュニケーションを支援する能力
- ・他の領域の教員，実習施設と連携，協働する能力
- ・実習施設との調整能力③看護実践能力
- ・学生等に適切に教えることを目的として，看護の基本技術に加え，最新の医療に関する技術や知識を有し，看護を実践する能力
④マネジメント能力
- ・提示するべきか守るべきかなど個人情報を適切に処理・管理する能力
- ・運営に主体的に参画でき組織目標の達成に向け，リーダーシップが発揮できる能力
⑤研究能力
- ・専門分野の研究に関する最新情報を収集し，教育に活用できる能力
- ・日々の教育活動の中に課題を見出し，研究に取り組める能力

資料 16　学士課程においてコアとなる看護実践能力と卒業時到達目標（抜粋）

〔厚生労働省（2011）：大学における看護系人材養成の在り方に関する検討会最終報告，https://www.mext.go.jp/b_menu/shingi/chousa/koutou/40/toushin/__icsFiles/afieldfile/2011/03/11/1302921_1_1.pdf〔2020 年 8 月 21 日アクセス〕〕

看護実践能力	卒業時の到達目標
I 群　ヒューマンケアの基本に関する実践能力	
1) 看護の対象となる人々の尊厳と権利を擁護する能力	(1) 人間や健康を総合的に捉え説明できる．
	(2) 多様な価値観・信条や生活背景を持つ人を尊重する行動をとることができる．
	(3) 人間の尊厳及び人権の意味を理解し，擁護に向けた行動をとることができる．
2) 実施する看護について説明し同意を得る能力	(1) 実施する看護の方法について，人々に合わせた説明ができる．
	(2) 看護の実施にあたり，人々の意思決定を支援することができる．
3) 援助的関係を形成する能力	(1) 看護の対象となる人々と援助的なコミュニケーションを展開できる．
	(2) 看護の対象となる人々と援助的関係を形成できる．
	(3) 看護の対象となる人々となる集団との協働的な関係の在り方について説明できる．
II 群　根拠に基づき看護を計画的に実践する能力	
4) 根拠に基づいた看護を提供する能力	(1) 根拠に基づいた看護を提供するための情報を探索し活用できる．
	(2) 看護実践において，理論的知識や先行研究の成果を探索し活用できる．
5) 計画的に看護を実践する能力	(1) 批判的思考や分析的方法を活用して，看護計画を立案できる．
	(2) 問題解決法を活用し，看護計画を立案し展開できる．
	(3) 実施した看護実践を評価し，記録できる．
6) 健康レベルを成長発達に応じて査定（Assessment）する能力	(1) 身体的な健康状態を査定（Assessment）できる．
	(2) 認知や感情，心理的な健康状態を査定（Assessment）できる．
	(3) 環境を査定（Assessment）し，健康状態との関係を説明できる．
	(4) 成長発達に応じた身体的な変化，認知や感情，心理社会的変化を理解したうえで，看護の対象となる人々の健康状態を査定（Assessment）できる．

（つづく）

7)個人と家族の生活を査定（Assessment）する能力	(1)個人の生活を把握し，健康状態との関連を査定（Assessment）できる．
	(2)家族の生活を把握し，家族員の健康状態との関連を査定（Assessment）できる．
8)地域の特性と健康課題を査定（Assessment）する能力	(1)地域の特性や社会資源に関する資料・健康指標を活用して，地域の健康課題を把握する方法について説明できる．
	(2)学校や職場などの健康課題を把握する方法について説明できる．
9)看護援助技術を適切に実施する能力	(1)身体に働きかける看護援助技術を理解し，指導のもとで実施できる．
	(2)情動・認知・行動に働きかける看護援助技術を理解し，指導のもとで実施できる．
	(3)人的・物理的環境に働きかける看護援助技術を理解し，指導のもとで実施できる．

Ⅲ群　特定の健康課題に対応する実践能力

10)健康の保持増進と疾病を予防する能力	(1)健康の保持増進，疾病予防のために必要な看護援助方法について説明できる．
	(2)人の誕生から成長，発達，加齢までの生涯発達の視点を理解し，各発達段階における健康の保持増進，疾病予防のために必要な看護援助方法について説明できる．
	(3)妊娠・出産・育児にかかわる看護援助方法について説明できる．
	(4)個人特性及び地域特性に対応した健康環境づくりについて説明できる．
	(5)健康増進に関連する政策と保健活動について説明できる．
11)急激な健康破綻と回復過程にある人々を援助する能力	(1)急激な健康破綻をきたした患者の全身状態を査定（Assessment）し，生命維持に向けた看護援助方法について説明できる．
	(2)急激な健康破綻をきたした患者と家族を理解し，回復に向けた看護援助方法について説明できる．
	(3)精神的危機状況にある患者の状態を査定（Assessment）し，回復に向けた看護援助方法について説明できる．
	(4)必要な早期リハビリテーションを計画し，促進する看護援助方法について説明できる．

（つづく）

看護実践能力	卒業時の到達目標
12)慢性疾患及び慢性的な健康課題を有する人々を援助する能力	(1)慢性的な健康課題を有する患者と家族の状態を査定（Assessment）し，疾病管理に向けた看護援助方法について説明できる．
	(2)慢性的な健康課題を有する患者と家族を理解し，療養生活の看護援助方法について説明できる．
	(3)慢性的な健康課題を有する患者と家族が地域で生活できるよう，社会資源の活用方法について説明できる．
13)終末期にある人々を援助する能力	(1)終末期にある患者を総合的・全人的に理解し，その人らしさを支える看護援助方法について説明できる．
	(2)終末期での治療を理解し，苦痛の緩和方法について説明できる．
	(3)看取りをする家族の援助について説明できる．
Ⅳ群　ケア環境とチーム体制整備に関する実践能力	
14)保健医療福祉における看護活動と看護ケアの質を改善する能力	(1)保健医療福祉における看護の機能と看護活動の在り方について理解できる．
	(2)看護の質の管理及び改善への取り組みについて理解できる．
15)地域ケアの構築と看護機能の充実を図る能力	(1)自主グループの育成，地域組織活動の促進について理解できる．
	(2)個人・グループ・機関と連携して，地域ケアを構築する方法について理解できる．
	(3)地域における健康危機管理及びその対策に関わる看護職の役割について理解できる．
16)安全なケア環境を提供する能力	(1)安全なケアをチームとして組織的に提供する意義について説明できる．
	(2)感染防止対策について理解し，必要な行動をとることができる．
	(3)医療事故防止対策について理解し，そのために必要な行動をとることができる．
17)保健医療福祉における協働と連携をする能力	(1)チーム医療における看護及び他職種の役割を理解し，対象者を中心とした協働の在り方について説明できる．
	(2)保健医療福祉サービスの継続性を保障するためにチーム間の連携について説明できる．

（つづく）

18) 社会の動向を踏まえて看護を創造するための基礎となる能力	(1) 疾病構造の変遷，疾病対策，医療対策の動向と看護の役割について説明できる.
	(2) 社会の変革の方向を理解し，看護を発展させていくことの重要性について説明できる.
	(3) グローバリゼーション・国際化の動向における看護の在り方について理解できる.

V群　専門職者として研鑽し続ける基本能力

19) 生涯にわたり継続して専門的能力を向上させる能力	(1) 日々の自己の看護を振り返り，自己の課題に取り組む重要性について説明できる.
	(2) 専門職として生涯にわたり学習し続け，成長していくために自己を評価し管理していく重要性について説明できる.
20) 看護専門職としての価値と専門性を発展させる能力	(1) 看護専門職の専門性を発展させていく重要性について説明できる.

資料17　看護者の倫理綱領（前文，条文）

（日本看護協会：看護者の倫理綱領，2003より抜粋）

前文

　　人々は，人間としての尊厳を維持し，健康で幸福であることを願っている．看護は，このような人間の普遍的なニーズに応え，人々の健康な生活の実現に貢献することを使命としている．

　　看護は，あらゆる年代の個人，家族，集団，地域社会を対象とし，健康の保持増進，疾病の予防，健康の回復，苦痛の緩和を行い，生涯を通してその最期まで，その人らしく生を全うできるように援助を行うことを目的としている．

　　看護者は，看護職の免許によって看護を実践する権限を与えられた者であり，その社会的な責務を果たすため，看護の実践にあたっては，人々の生きる権利，尊厳を保つ権利，敬意のこもった看護を受ける権利，平等な看護を受ける権利などの人権を尊重することが求められる．

　　日本看護協会の『看護者の倫理綱領』は，病院，地域，学校，教育・研究機関，行政機関など，あらゆる場で実践を行う看護者を対象とした行動指針であり，自己の実践を振り返る際の基盤を提供するものである．また，看護の実践について専門職として引き受ける責任の範囲を，社会に対して明示するものである．

条文

1. 看護者は，人間の生命，人間としての尊厳及び権利を尊重する．
2. 看護者は，国籍，人種・民族，宗教，信条，年齢，性別及び性的指向，社会的地位，経済的状態，ライフスタイル，健康問題の性質にかかわらず，対象となる人々に平等に看護を提供する．
3. 看護者は，対象となる人々との間に信頼関係を築き，その信頼関係に基づいて看護を提供する．
4. 看護者は，人々の知る権利及び自己決定の権利を尊重し，その権利を擁護する．
5. 看護者は，守秘義務を遵守し，個人情報の保護に努めるとともに，これを他者と共有する場合は適切な判断のもとに行う．
6. 看護者は，対象となる人々への看護が阻害されているときや危険にさらされているときは，人々を保護し安全を確保する．
7. 看護者は，自己の責任と能力を的確に認識し，実施した看護について個人としての責任をもつ．
8. 看護者は，常に，個人の責任として継続学習による能力の維持・開発に努める．
9. 看護者は，他の看護者及び保健医療福祉関係者とともに協働して看護を提供する．
10. 看護者は，より質の高い看護を行うために，看護実践，看護管理，看護教育，看護研究の望ましい基準を設定し，実施する．
11. 看護者は，研究や実践を通して，専門的知識・技術の創造と開発に努め，看護学の発展に寄与する．
12. 看護者は，より質の高い看護を行うために，看護者自身の心身の健康の保持増進に努める．
13. 看護者は，社会の人々の信頼を得るように，個人としての品行を常に高く維持する．
14. 看護者は，人々がよりよい健康を獲得していくために，環境の問題について社会と責任を共有する．
15. 看護者は，専門職組織を通じて，看護の質を高めるための制度の確立に参画し，よりよい社会づくりに貢献する．

索引